ARCHIV FÜR TIERERNÄHRUNG

UNTER MITWIRKUNG VON

Prof. Dr. Dr. W. Lenkeit, Göttingen. Prof. Dr. K. Nehring, Rostock
Prof. Dr. Dr. Dr. h. c. Dr. h. c. Dr. h. c. A. Scheunert, Potsdam-Rehbrücke
Prof. Dr. Dr. W. Wöhlbier, Stuttgart-Hohenheim

HERAUSGEGEBEN VON

ERNST MANGOLD

Prof. Dr. med. Dr. phil. Dr. med. vet. h. c. Dr. agr. h. c. Dr. agr. h. c.
Direktor em. des Instituts für Tierernährungslehre
der Humboldt-Universität Berlin

6. BAND
Ausgegeben am 1. JUNI 1956
HEFT
3

AKADEMIE-VERLAG · BERLIN

ARCH. TIERERNÄHRUNG · 6. BAND NR. 3 · S. 129–192 · BERLIN · 1. JUNI 1956

INHALT

Das Archiv für Tierernährung erscheint zweimonatlich in Heften zu 64 Seiten im Format 17,5 × 25 cm. Der Preis des Heftes beträgt DM 8,50. 6 Hefte werden zu einem Band vereinigt. Der Besteller muß sich zur Abnahme eines Bandes verpflichten. Die Hefte werden jeweils einzeln berechnet. Im Jahre erscheint nicht mehr als 1 Band. Bestellungen werden direkt an den Akademie-Verlag GmbH., Berlin W 8, Mohrenstraße 39 oder über eine wissenschaftliche Buchhandlung erbeten.

Manuskriptsendungen — zugelassen sind die vier Kongreßsprachen — sind an den Herausgeber, Herrn Prof. Dr. Ernst Mangold, Berlin N 4, Invalidenstr. 42, zu richten. Mit der Veröffentlichung geht das alleinige Verlagsrecht an das Archiv für Tierernährung über. Daher müssen Arbeiten, die bereits an anderer Stelle veröffentlicht worden sind, zurückgewiesen werden. Die Verfasser verpflichten sich, Manuskripte, die vom Archiv für Tierernährung angenommen worden sind, nicht an anderer Stelle zu veröffentlichen.

Die Verfasser erhalten von größeren wissenschaftlichen Arbeiten 50 Sonderdrucke unentgeltlich Den Manuskripten beiliegende Zeichnungen müssen sauber, in zweifacher Größe ausgeführt sein. Wenn sie nicht voll reproduktionsfähig nach den Vorschriften des Normblattes DIN 474 eingereicht werden, ist die Beschriftung nur mit Bleistift einzutragen. Zur Herstellung von Netzätzungen sind nur einwandfreie Photographien brauchbar.

Für alle Literaturzitate sind die Vorschriften des Normblattes DIN 1502 und 1502 Beiblatt I maßgebend. Die Zitate müssen den Verfasser (mit den Anfangsbuchstaben der Vornamen), den vollständigen Titel der Arbeit und die Quelle mit Band, Seitenzahl und Erscheinungsjahr enthalten. Das Literaturverzeichnis soll alphabetisch geordnet sein.

Herausgeber und verantwortlich für den Inhalt: Prof. Dr. med. Dr. phil. Dr. med. vet. h. c. Dr. agr. h. c. Dr. agr. h. c. Ernst Mangold, Berlin N 4, Invalidenstraße 42 (Fernruf 42 49 64). Verlag: Akademie-Verlag GmbH., Berlin W 8, Mohrenstraße 39 (Fernruf: 20 03 86); Postscheckkonto: 350 21. Bestell- und Verlagsnummer dieses Heftes 1010/VI/3. Das Archiv für Tierernährung erscheint vorläufig jährlich in 1 Band zu 6 Heften. Bezugspreis je Einzelheft DM 8.50, ausschließlich Porto und Verpackung. Satz und Druck: Robert Noske, Borna (Bez. Leipzig). Veröffentlicht unter der Lizenz-Nr. 1213 des Amtes für Literatur und Verlagswesen der Deutschen Demokratischen Republik. Printed in Germany.

Aus dem Forschungsinstitut für Tierernährung und Futterbau der Tschechoslowakischen Akademie der landwirtschaftlichen Wissenschaften, Brno, Abt. für Tierernährungsphysiologie
(Direktor Dr. J. HERZIG)

ANT. JANČAŘÍK

Über die Verdauung des Karpfens

Die physiologischen Erkenntnisse, die Ernährung des Karpfens betreffend, sind heutzutage nicht nur ein interessantes Kapitel der vergleichenden Physiologie, die sich auf die eigenartigen Ernährungsverhältnisse und eigentümlich gestalteten Verdauungsorgane des Karpfens beziehen, sondern auch eine wichtige Grundlage der Teichwirtschaft, die im Verlauf der Zeit zu stets intensiveren Züchtungsformen der Nutzfische – in erster Reihe der Karpfen – überzugehen pflegt. Da der Karpfen sich durch seine Lebensart, Anatomie der Verdauungsorgane und ihre Funktion nicht nur von anderen Wirbeltieren, sondern auch von vielen Süßwasserfischen unterscheidet, erweist sich als notwendig, alle ernährungsphysiologischen Prozesse beim Karpfen genau zu studieren. In dieser Abhandlung sollen die vorliegenden Erkenntnisse über die Verdauung, d. i. über die erste Etappe der Veränderungen, denen die Nahrung im Darme unterliegt, zusammengefaßt werden.

Es ist lange genug bekannt, daß der Karpfen kein verhältnismäßig wählerischer Fresser ist, der weder Augen, noch Geruch, noch Geschmack bei Auffindung des Planktons verwendet, wie es die Versuche von WUNDER [35] beweisen. Anderseits zeigen die Ergebnisse desselben Verfassers, daß der Karpfen zum Beispiel die im Wasser umhergewirbelten Tuscheteilchen, Kalkteilchen, Stärketeilchen und Filterpapierfetzchen nur ganz ausnahmsweise in verschiedener Menge aufnimmt. Der Karpfen, ähnlich wie die anderen Fische, bemüht sich nur, sich von Gegenständen, die in der Mundhöhle schmerzhaft wirken, wie z. B. stachelige Samen oder manche stechende Ektoparasiten (Karpfenlaus – Argulus foliaceus), freizumachen.

Was die Nahrung des Karpfens betrifft, hat schon ŠUSTA [31], der von WUNDER [37] als Altmeister der Karpfenzucht bezeichnet wird, betont, daß dieser Fisch ein „Fleischfresser“ ist, und auch weitere Forscher beweisen, daß das Tierplankton und die Bodenfauna (die benthische Fauna) eine wichtige Rolle in seiner Ernährung spielen. Zur Zeit der höchsten Planktonvermehrung kann man mit manchen Hunderttausenden von Planktontieren, vor allem von Wasserflöhen (Cladocera), rechnen, die in die Darmhöhle des Karpfens gelangen, so daß einige Forscher (hauptsächlich GENG) nicht nur den Planktonnährwert untersuchten, sondern auch nach der Planktonmenge den Teichertrag in Karpfengewicht festzustellen sich bemühten (HOFFER, ZACHARIAS, POLLAK: Crustaceenwert, u. a.). Was die Ausnutzung des Planktons betrifft, waren SCHIEMENZ und SCHÄPERCLAUS einer ganz entgegengesetzten Meinung. Die Erfahrungen haben aber gezeigt, daß die Karpfengewichtszunahmen in einem Teiche sich nicht zuverlässig durch einen einzigen Faktor erfassen lassen (siehe WUNDER [37], WUNDSCH [36]).

Die Karpfenbrut beginnt sehr bald nach dem Ausschlüpfen intensiv die Nahrung aufzunehmen. Nach den Erforschungen von VÁCLAVÍK[32], HRABĚ und KOSTOMAROV[9, 17, 18] wächst die jüngste Karpfenbrut am besten, wenn sie die Tiernahrung bekommt, und bei lediglich pflanzlicher Nahrung (z. B. von Algen Microcystis usw.) kommt es zu einer Entwicklungsverlangsamung. Der Karpfen, ursprünglich ein Planktonfresser, geht bald zu der Ufernahrung über und wird später auch Bodenfresser, in dessen Darm man Schlammröhrenwürmer (Tubifex) und Zuckmückenlarven (Chironomus, Ceratopogon), aber auch Bestandteile der pflanzlichen Nahrung, Algen, Samen u. ä. findet, und bei zusätzlicher Fütterung können im Darme die Pflanzenbestandteile von Lupine, Soja usw. die Oberhand haben. Der Karpfen zeigt sich demnach als ein vielseitiger Allesfresser.

Anatomische Verhältnisse der Mundhöhle des Karpfens, die Form und die Lage der Zähne, schließen die Möglichkeit einer größeren Nahrungsverarbeitung in der Mundhöhle aus. Der verschluckte Bissen kommt unmittelbar durch eine nicht lange Speiseröhre in den Darm. Der Karpfen als Vertreter der Fischfamilie Cyprinidae wird dadurch gekennzeichnet, daß sein Darm von seinem oralen Anfange bis zum Mastdarm eine Röhrenform behält und man nirgends einen verbreiterten Raum findet, der sich morphologisch mit dem Magen anderer Wirbeltiere vergleichen ließe. Sehr nahe hinter der Einmündung der Speiseröhre in den Darm befindet sich die Gallengangeinmündung, so daß die verschluckte Nahrung sehr bald unterwegs durch den Darm mit der Galle in Berührung kommt. Bei anderen als Karpfenfischen fließt die Galle in den Darmteil ein, der dem Magen nachfolgt. Der Darmabschnitt vor der Gallengangseinmündung ist beim Karpfen zu kurz, als daß dort eine Verdauungstätigkeit wie in einem echten Magen anderer Vertebraten vor sich gehen könnte. Für einen Wirbeltiermagen ist, außer der Räumlichkeit, vor allem seine sekretorische Tätigkeit typisch, d. h. die Absonderungsfähigkeit für Salzsäure und ein proteolytisches Enzym, Pepsin. Dieses wirkt bei niedrigem pH. Übereinstimmende Ergebnisse anatomischer (KLUST[15]), histologischer (KLUST[15]) und auch physologischer Forschungen (BEAUVALET[3, 4]; DYK[7]) JANČAŘÍK[11, 12]) zeigen, daß in diesem Darmabschnitte weder eine erhöhte Wasserstoffionenkonzentration (d. h. ein herabgesetztes pH) vorhanden ist, noch ein pepsinartiges proteolytisches Enzym abgesondert wird. Deswegen wird der Karpfen oft unter die „magenlosen" Fische eingegliedert (BEAUVALET[2, 3]). In dieser Hinsicht stellen der Karpfen und die Karpfenfische einen eigenartigen Fall nicht nur unter den Fischen, sondern auch unter den Wirbeltieren dar. Ihre Verdauungstätigkeit verdient besondere Erforschung, da die Erkenntnisse über die Verdauung, die bei anderen Tieren erworben sind, sich nicht ohne weiteres auf den Karpfen übertragen lassen.

Trotzdem diese Tatsachen verhältnismäßig schon jahrelang bekannt sind, überrascht es, daß bis heute noch nicht viele Untersuchungen über die Verdauung des Karpfens durchgeführt sind. So kann man einführungsweise aufzählen, daß die Innervation der Darmröhre, die Wirkungen einiger sympathischen und parasympathischen Nerven, einiger Hormone auf die Verdauungstätigkeit ganz außerhalb der Aufmerksamkeit der Forscher geblieben sind.

Was die motorische Tätigkeit des Karpfendarmes betrifft, bewiesen einige experimentelle Arbeiten (KARSINKIN[13, 14]), daß die Durchgangsgeschwindigkeit sich ändert, je nachdem wie oft Nahrung in den Darm aufgenommen wird. VON MALTZAN [20] und KARSINKIN [13, 14] geben an, daß bei einem einjährigen bis zweijährigen Karpfen die Nahrung bei einer Temperatur von 10° C in 16 bis 18 Stunden, bei 24° C in 5 Stunden und bei 26° C in $4^1/_2$ Stunden durch den Darm geht. Die erhöhte Temperatur regt nicht nur die Peristaltik, sondern auch die Absonderung der Verdauungssäfte an. Nach POLLAK und nach eigenen Erfahrungen des Verfassers kann im Sommer bei dem Karpfen die Durchgangszeit auch kürzer als drei Stunden ein, so daß in einem Tage drei bis vier Nahrungsfüllungen durch den Darm hindurchgehen können.

Die Karpfennahrung, die schon teilweise entwässert durch die Speiseröhre geht, kommt in den verhältnismßäig langen Darm, wo ihre Veränderung und zwar ein extracellulärer enzymatischer Abbau bevorsteht. In die Darmhöhle werden enzymhaltige Verdauungssäfte entweder von einigen entodermalen Epithelzellen oder von speziellen Verdauungsdrüsen freigegeben, und hier kommt die verschluckte Nahrung in Berührung mit diesen Enzymen.

Es ist bekannt, daß alle Enzyme Eiweißkörper sind. Sie werden als Katalysatoren kolloider Natur definiert. Ihre Wirksamkeit hängt von vielen Faktoren ab, vor allem von der Temperatur, von der Reaktion des Milieus (Wasserstoffionenkonzentration), von der Anwesenheit bestimmter Ionen und von einigen anderen Bedingungen. Für jedes Enzym gibt es eine optimale Temperatur, die gewöhnlich die Grenze von 60° C nicht überschreitet. Oberhalb dieser Temperaturgrenze kommt es zur Denaturierung des kolloiden Anteils des Enzyms und dieses verliert irreversibel seine Wirksamkeit. Die höchste Wirkung jedes Enzyms ist auch an eine, für jedes Enzym charakteristische, optimale Wasserstoffionenkonzentration gebunden. Nach den bis jetzt durchgeführten Messungen schwankt das pH des Karpfendarminhaltes in Grenzen von pH 6,7 bis 8,5, was bedeutet, daß nur in diesem pH-Bereich die Verdauung vor sich gehen kann. Obwohl es den Physiologen und Biochemikern schon manche Enzyme im kristallisierten („reinen") Zustand und dazu auch einige Verdauungsenzyme (z. B. Pepsin, Trypsin usw.) zu gewinnen gelang, so daß sie auch grundlegende physikalisch-chemische Konstanten dieser Enzyme feststellen konnten, gelang es bis heute nicht, ein Verdauungsenzym der Fische im kristallisierten Zustande frei zu machen. Deswegen sind alle bisherigen Untersuchungen über die Verdauung bei Fischen rein physiologischer Natur.

Nun zu einigen Bestandteilen der enzymatischen Verdauung des Karpfens. Was den hydrolytischen Abbau der Di- und Polysaccharide betrifft, den die Carbohydrasen bewirken, versuchte KNAUTHE (1808, Z. Fisch.) im Karpfendarme, voll von Pflanzenmaterial und Pflanzendetritus, ein die Cellulose angreifendes Enzym nachzuweisen. Die Gegenwart dieses Enzyms – Cellulase, Lichenase –, welches sich in Körpern von Protozoen, Bakterien, Pilzen, verschiedener Pflanzen sowie im Darm einiger Schneckenarten, Käferlarven und Würmer finden sollte, konnte seit dieser Zeit im Magensaft von Karpfen nicht wieder bestätigt werden. Ähnlich ist im Darmsaft des Karpfens ein chitinauflösendes Enzym – Chitinase – noch nicht gefunden worden. Dieses Enzym, welches Chitin, die Stützsubstanz der Insekten und Crustaceen angreift, ist von KARRER im Verdaungstrakt der Schnecke Helix festgestellt worden.

Unter dem Namen Diastase versteht man heute Gemische von Enzymen, im Tierkörper hauptsächlich ein Gemisch von einer Phosphatase und der α-Amylase (= Glykogenase, tierische Amylase), die die Aufspaltung der Stärken bewirken. KNAUTHE wies diese Enzyme im Karpfendarmtrakt nach. Diese Befunde sind später von VONK, BEAUVALET und Verfasser bestätigt worden (Abb. 1). In der

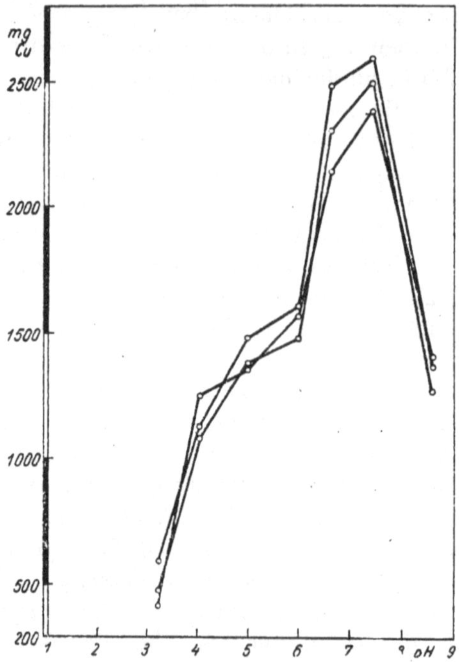

Abb. 1. Amylolytische Wirkung des Karpfendarmwandextraktes. Abszisse: pH-Skale; Ordinate: Cu in mg ausreduziert durch die abgespalteten Monosaccharide. (Durchschnittswerte von 10 Versuchen (Original)

neuesten Abhandlung von BONDY [5] liest man, daß der Karpfenpankreassaft am besten die Stärke und Kleie verdaut. Bisherige Literaturangaben sind einig darin, daß die größte Menge der amylolytischen Enzyme in der Bauchspeicheldrüse des Karpfens entsteht. Das Wirkungsoptimum dieser Diastase liegt bei etwa pH 7. Für den Karpfendarmsaft wird eine geringere amylolytische Wirkung angegeben; die der Galle soll unbeträchtlich sein. BIEDERMANN und WUNDSCH machten auf die nicht ganz richtige Feststellung KNAUTHES aufmerksam, daß die Stärke am besten bei 25° C verdaut wird. VONK und andere Autoren haben für die amylolytische Verdauung des Karpfens das Temperaturoptimum von etwa 38° C nachgewiesen.

Maltase (= tierische Sacharase, α-glukosidase) ist ein Enzym, das die α-glukosidische Bindung der Disaccharide hydrolytisch spaltet. Sie bewirkt die Spaltung der Sacharose in ein Mol Glukose und in ein Mol Fruktose, sowie die Spaltung der Maltose in zwei Mole Glukose. Im Karpfendarm ist ihre Wirkung schon von KNAUTHE und POLIMANTI [24] erkannt worden, später von VONK bestätigt. Ihre Wirkung im Karpfenpankreasextrakt war zwanzig- bis fünfundzwanzigmal höher als in dem Darm. BONDI [5] fand auch, daß die Maltose von dem Karpfenpankreassaft gut verdaut wird. Das pH-Optimum für diese Verdauung liegt zwischen pH 6,5 bis 7,0. Nach den Ergebnissen der Versuche von VONK kommt der Karpfengalle keine Maltasewirkung zu.

Die Fettverdauung im Karpfendarme ist von SCHLOTTKE [28] studiert worden. Von ihm ist festgestellt worden, daß die Lipase (= Zoolipase), d. h. ein fettspaltendes Enzym, nur in der Darmschleimhaut vorkommt; die pankreatische Lipase ist nicht in Betracht genommen worden. SCHLOTTKE war der Anschauung, daß die Fetttröpfchen in toto von dem Darmepithel resorbiert und dort intracellulär abgebaut werden, wofür die Anwesenheit der Fettteilchen in Darmwandepithelzellen nach der Fütterung spricht. Nach SCHLOTTKE wirkt die Karpfenlipase bei einer schwach alkalischen Reaktion von pH etwa 7,4 mit sehr kleinem Abfall nach beiden Seiten.VONK [33] führt in seiner Abhandlung an, daß er sich vergeblich bemühte, eine Fettspaltung mit Karpfenpankreasextrakt zu erhalten. Er erklärt dies durch WOHLGEMUTH's Bemerkung über Lipasen, daß es große Schwierigkeiten macht, eine gut wirksame Enzymlösung aus der Drüsensubstanz zu bekommen.

WUNDER [36] gibt an, daß die Extrakte von Karpfenpankreasgewebe verhältnismäßig hohe lipolytische Wirkung aufweisen. Über die Galle liest man bei demselben Autor, daß sie für sich allein Fett zu verdauen nicht imstande sei. Die noch nicht veröffentlichten Versuche des Verfassers beweisen, daß nicht nur eine lipolytische Wirksamkeit im Verdauungstrakt des Karpfens besteht, sondern auch, wie die Abb. 2 zeigt, daß die Galle bei optimaler Temperatur (ca. 38° C) die höchste Wirkung aufweist und daß der Darm- und Hepatopankreasextrakt, was die Wirkung betrifft, erst nach ihr folgt. Die Unterschiede in der Wirkung sind zwar klein und beweisen nicht, daß die Galle die höchste lipolytische Aktivität aufweist, aber trotzdem sind sie für die Anwesenheit der Lipase in der Karpfengalle genügend beweisfähig. Eine ausführlichere Abhandlung über die Fettverdauung bei Karpfen, verfaßt vom Autor, erscheint in nächster Zeit.

Die Eiweißverdauung bei den Fischen ist zwar seit KRUKENBERG (1877) und KNAUTHE mehreren Untersuchungen unterworfen worden, aber nur in sehr wenigen ist dem Karpfen Aufmerksamkeit gewidmet worden. Die mehrmals schon erwähnte Arbeit von VONK führt an, daß Pepton von nicht aktiviertem Karpfenpankreasexrakt, Eiweißstoffe und Pepton von aktiviertem Darmextrakt, Dipeptide und wenig Pepton vom bloßen Darmextrakt gespalten werden. Die Darmpeptidasen („Erepsin") weisen nach VONK die optimale Wirkung in der Zone von pH 6 bis 9 auf. In 24 Stunden verliert der nichtaktivierte Pankreasextrakt seine Aktivität, Fibrin zu spalten, dagegen der aktivierte Pankreasextrakt nicht. Die Wirkung der tryptischen Protease war im Vergleich zu der selben von Hai und Hecht bis siebenmal geringer. Bei den Darmpeptidasen war der Unterschied derselben kleiner.

BEAUVALET [2] untersuchte beim Karpfen die proteolytische Aktivität des vorderen Darmteiles (d. i. vor der Gallengangsmündung) und stellte fest, daß Chloroformextrakt aus diesem Darmteile Fibrin bis auf Albumose und Peptone gleichviel wie Hepatopankreas verdaut. Leber- und Pankreas-Extrakt zusammengemischt mit Darmextrakt verdaur Fibrin bis zu Aminosäuren.

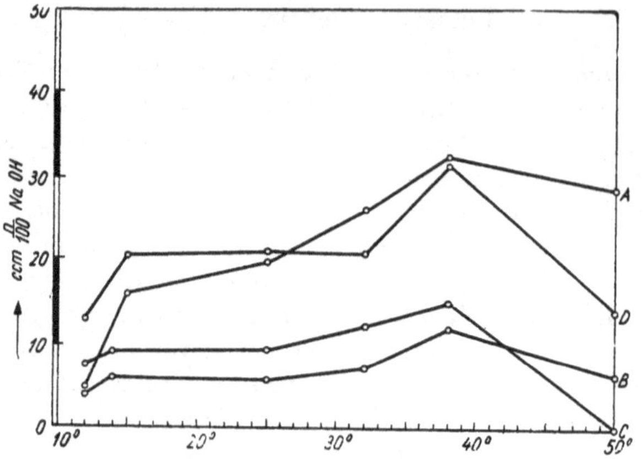

Abb. 2. Lipolytische Wirkung der Galle (A), des Darmsaftes (C), der Extrakte von Leber und Pankreas (B) und der Darmwand (D) des Karpfens. Abszisse: Temperaturskala; Ordinate: die Fettsäuremenge. Durchschnittswerte von 10 bis 15 Versuchen (Original)

KORSCHUJEW und KOSCHTOJANZ [16] stellten bei den proteolytischen Enzymen von Fischen eine geringere Widerstandsfähigkeit gegen Wärme als bei proteolytischen Säugerenzymen fest. DYK [7] beobachtete, daß in der Winterzeit, wenn der Karpfen keine Nahrung aufnimmt, in dem Darminhalt keine proteolytischen Verdauungsenzyme nachweisbar sind. BONDI und SPANDORF [5] geben an, daß Kasein, Fleischmehl, Erdnußmehl und Sojamehl vom Karpfenpankreasextrakt verdaut werden, wogegen der Darmextrakt das Kasein schlecht spaltet. Pepton wird vom Darmextrakt viel besser als vom Pankreasextrakt verdaut (vgl. mit VONK's Angaben!).

SCHLOTTKE [28] beschrieb nach seinen Beobachtungen, daß die Wirksamkeit der Verdauungsenzyme beim Karpfen durch die Temperatur des Wassers, in dem die Karpfen gehalten werden, erhöht wird. In einer späteren Abhandlung [29] schreibt er aber, daß man nicht damit rechnen kann, daß die erhöhte Verdauungsenzymabsonderung nur von der Wassertemperaturerhöhung abhängig sei. Es beobachtete nämlich, daß die Verdauungswirkung im Darme der Karpfen nach einer Sattfütterung mit Regenwürmern viel höher wurde. Die höchste Wirkung äußerte sich etwa fünf Stunden nach der Futteraufnahme. SCHLOTTKE erklärt dies als Ergebnis einer erhöhten Enzymabsonderung. Bekamen die Karpfen ein Futtergemisch von 40% Fischmehl, 40% Fleischmehl, 15% Blutmehl und 5% Zucker, wurde die Verdauungsaktivität viel geringer. Aus diesen Erfahrungen zieht SCHLOTTKE die wichtige Erkenntnis, daß die Nahrung für die Steigerung der Enzymmenge von viel größerer Bedeutung ist als die Temperatur des den Karpfen umgebenden Wassers. Diese Forschungen SCHLOTTKE's sind die ersten, die darauf aufmerksam machten, daß die Nahrung selbst auch beim Karpfen die Verdauungssäfteabsonderung ebenso beeinflussen kann, wie dies zu Ende des vorigen Jahrhundertes in seinen klassischen Arbeiten PAWLOW bei Hunden beschrieb.

SCHÄPERCLAUS (nach [36]) war der Meinung, daß die Darmröhre des Karpfens verhältnismäßig zu lang ist und die tryptische Verdauung hier wenig wirksam ist. Er weist auf die Arbeiten von KRÜGER hin, der festgestellt hat, daß im Darme der Zuckmückenlarven hauptsächlich tryptische proteolytische Enzyme entstehen, die ihr Wirkungsoptimum in der Zone der alkalischen Reaktion haben; die Wasserstoffionenkonzentration ihres Darminhaltes schwankt etwa von pH 6,0 bis 7,8. Da die Zuckmückenlarven einen erheblichen Teil der Karpfennahrung bilden, sprach SCHÄPERCLAUS die Vermutung aus, daß die proteolytischen Verdauungsenzyme die Konzentration der tryptischen Darmenzyme des Karpfens erhöhen und sie sich auch bei der Verdauung pflanzlicher Eiweißstoffe geltend machen. Von den Wasserflöhen, einem anderen wichtigen Bestandteil der Naturnahrung des Karpfens, gibt wieder SCHÄPERCLAUS an, daß ihre Darmenzyme zu keiner Erhöhung der Karpfenproteasen beitragen können, da die Wasserstoffionenkonzentration in ihrem Darm bei pH 5,4 bis 6,2 liegt.

JANČAŘÍK [11] verfolgte die proteolytische Aktivität der enzymatischen Extrakte der Verdauungsorgane vom Karpfen auf Gelatinesubstrat. Er hat festgestellt, daß der Darmsaft die höchste proteolytische Wirksamkeit hat (alle Fälle beziehen sich auf die Reaktion des Verdauungsmilieus von pH 8,1 bis 8,3); dann folgen in absteigender Reihe der Verdauungswirkungen Leber- und Pankreas-Extrakt, Darmwandextrakt und Galle. Alle diese Verdauungsenzymmischungen haben ihr Temperaturoptimum bei 38° bis 40° C, also vom Temperaturoptimum der Wasserumwelt des Karpfens beträchtlich entfernt, demnach auch von seiner Körpertemperatur, worauf auch DYK [7] hingewiesen hat.

Was die Naturnahrung des Karpfens betrifft, so bewies JANČAŘÍK, daß die Extrakte aus den Regenwürmern (Eisenie sp.) bei pH 8,1 die höchste Verdauungskraft äußern, nachher abnehmend Extrakte von Wasserflöhen (Daphnia sp.) und von Schlammröhrenwürmern (Tubifex sp.). Damit wird die Anschauung von SCHÄPERCLAUS, daß die Enzyme der Naturnahrung des Karpfens die Verdauungswirkung seiner eigenen Verdauungsenzyme erhöhen können, bestätigt und sogar auch ergänzt; denn auch die Daphnienextrakte haben eine bestimmte proteolytische Wirkung im Bereiche von pH 8,1 bis 8,3. Es ist aber hinzuzufügen, daß in den Extrakten der Bestandteile der Naturnahrung des Karpfens sich nicht nur die Enzyme des Verdauungstraktes dieser wirbellosen Tiere, sondern ganze, an der Autolyse ihrer Körpergewebe und Körpersäfte beteiligte Enzymkomplexe geltend machen. Die enzymatische Verdauung der Naturnahrung im Karpfendarmtrakt besteht also nicht nur aus Spaltung der Nahrungsbestandteile durch eigene (endogene) Karpfenverdauungsenzyme, bei der die Nahrung nur ein bloßes Substrat sei. Diese Verdauung ist ein komplizierter Prozeß, an dem auch die Autolyse in den Körpern der verschluckten Beutetiere teilnimmt. Es ist nicht ausgeschlossen, daß diese Auffassung auch zur Erklärung der Frage der Chitinverdauung im Karpfendarme helfen würde, wenn auch die Chitinase sich in dem Darmsaft nicht nachweisen ließ.

Beziehungen der Naturnahrung zur Verdauung im Darme des Karpfens sind von JANČAŘÍK noch in weiteren Versuchen in vitro verfolgt worden. Er ermittelte, mit welchen Änderungen in der proteolytischen Aktivität das Mischen der früher erwähnten Karpfenverdauungsextrakte mit den Extrakten der Naturnahrung verbunden ist. Die Versuche haben ergeben, daß die resultierende Wirkung dieser zwei gemischten Extrakte (in verschiedenen Kombinationen) in bestimmten Mengenverhältnissen nicht ihrer bloßen Summe gleichwertig war, sondern viel (bis um 400%) höher! Demnach aktivieren die Naturnahrungsextrakte die proteolytische Wirksamkeit der eigenen Karpfenverdauungsenzyme (nicht umgekehrt!). So gelang es, die Gelatineverdauende Aktivität des Karpfenleber- und -pankreas-Extraktes durch Zugabe eines Tubifexextraktes (siehe Abb. 3) oder eines Daphnienextraktes, die eiweißspaltende Wirkung der Karpfen-

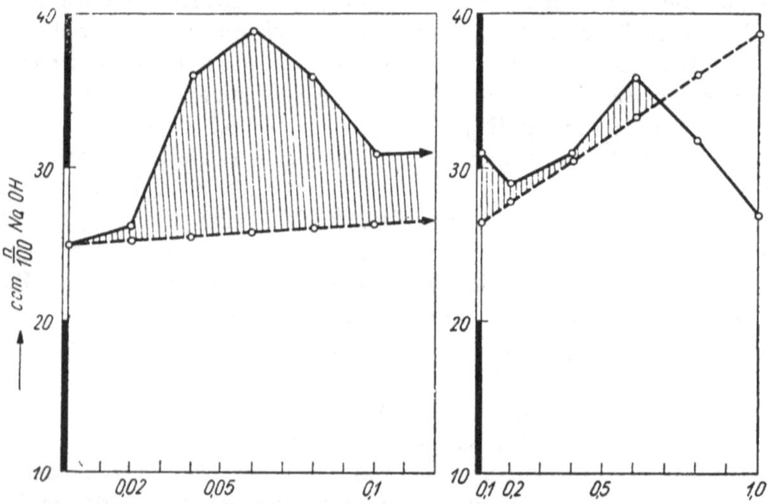

Abb. 3. Aktivierung des Karpfenleber und -pankreasextraktes durch Tubifexextrakt. In allen Fällen ist 1 ml desselben Karpfenorganextraktes verwendet worden. Abszisse: Menge in ml des zugegebenen aktivierenden Tubifexextraktes; Ordinate: Aminosäurenmenge. Volle Linie: tatsächliche, durch Titration festgestellte proteolytische Wirkung des Gemisches; gestrichelte Linie: Gesamtwirkung des Gemisches ausgerechnet aus den Anfangswirkungen beider Bestandteile. Die Zone der Aktivierungszunahmen ist ausgestrichelt (nach JANČAŘÍK[11])

galle durch Zugabe eines Extraktes von Zuckmückenlarven, Ostrakoden usw. zu erhöhen. Der Verfasser läßt die Möglichkeit zu, daß die aktivierenden Stoffe aus den Körperextrakten von Regenwürmern, Wasserflöhen, Zuckmückenlarven und Ostrakoden enzymatischer Natur seien, da sie nach Erwärmen ihre Aktivationsfähigkeit verlieren. Diese Ergebnisse ergänzen die SCHLOTTKE'sche Auffassung, daß sich die Naturnahrung an den Verdauungsprozessen aktiv beteiligt, in diesem Falle auf die Weise, daß sie die Verdauungskraft der endogenen Verdauungssäfte durch Aktivation erhöht.

Die Aktivierung endogener Enzyme durch exogene Enzyme ist seit dieser Zeit bei anderen Enzymen mehrmals bewiesen worden. So erkannten REMMERT und COHEN (1949), daß das nichtaktive Enzym Profibrinolysin-Plasminogen im menschlichen Blut durch Streptokinase aus Streptococcus haemolyticus zu aktivem Fibrinolysin-Plasmin aktiviert wird (ASTRUP et al., 1950: Acta Physiol. Scand. 21, 238); und von KUNITZ (1939: J. gen. Physiol. 429, 447) ist festgestellt worden, daß ein Schimmelpilz von der Art des Penicilliums in einem flüssigen Kulturmedium eine „Schimmel-Kinase„ sezerniert, die Trypsinogen in Trypsin verwandelt.

Aus der angeführten Übersicht der Forschungsergebnisse verschiedener Autoren sowie des Verfassers über die Verdauung des Karpfens wird es offensichtlich, daß die Physiologie der Ernährungsprozesse beim Karpfen noch weiterer eingehender Untersuchungen bedarf und daß auch heute noch gilt, was vor fast zwanzig Jahren WUNDER[36] geschrieben hat: „Über die Verdauung dieser Tiere (= Fische) wissen wir vorläufig noch viel zu wenig. Es dürfte sich unserer Meinung nach aber zweifellos lohnen, exakte Grundlagen der Physiologie der Verdauung durch Prüfung der Verdauungssäfte im Reagensglas zum wenigsten für unsere wichtigsten Nutzfischarten zu schaffen. Wir würden auf diese Weise sicher weiter kommen, als durch vorgefaßte Meinungen und Spekulationen."

Zusammenfassung

Auf Grund der Untersuchungen des Verfassers sowie anderer Autoren wird nach dem heutigen Stande unseres Wissens eine Darstellung der fermentativen Verdauungsvorgänge beim Karpfen gegeben.

Literaturverzeichnis

[1] BAMANN, E. u. MYRBÄCK, R., 1941: Die Methoden der Fermentforschung I—X, Leipzig.

[2] BEAUVALET, H., 1933: Étude sur la digestion chez les poissons sans estomac. C. r. Soc. Biol. Paris, 112, 640.

[3] BEAUVALET, H., 1933: Physiologie de l'hepatopancreas chez quelques Téléostéens. C. r. Soc. Biol. Paris, 113, 242.

[4] BERSIN, T., 1954: Kurzes Lehrbuch der Enzymologie. Leipzig.

[5] BONDI, A. a. SPANDORF, A., 1954: The action of the digestive enzymes of the carp. Brit. J. of Nutr., 8 (3), 240—246.

[6] CURRY, E., 1939: The histology of the digestive tube of the carp Cyprinus carpio communis. J. Morphol. 65, 53—78.

[7] DYK, V., 1941: Die Absonderung der Verdauungsfermente der Schleie und des Karpfens bei der Winterruhe. Ann. d. Tschech. Akad. d. Landw. 16 (2), 172—175 (Tschech. mit deutscher Zusammenfassung).

[8] HOFER, B., 1896: Die Bedeutung der Planktonstudien für Fischerei der Seen. Allg. Fisch. Ztg., 21.

[9] HRABĚ, S., 1946: The food of carp in its earliest age. Sborník Klubu přír., Brno, 36, 30—39 (tschech. mit engl. Zusammenf.).

[10] JACOBSHAGEN, E.: 1911—1915: Untersuchungen über das Darmsystem der Fische und Dipnoer. Jen. Zeitschr. f. Naturw. Bd. 47 (1911) 529—568; Bd. 49 (1913) 333—810; Bd. 53 (1915) 445—556, 663—712.

[11] JANČAŘÍK, A., 1949: Contribution to the physiology of the digestion of the carp: digestion of proteins. Acta univ. agric. et silvic. Brno, D 41, 1—60 (tschech. mit engl. u. russ. Zusammenf.).

[12] JANČAŘÍK, A., 1951: The digestibility of proteins with carps. Ann. d. Tschech. Ak. d. Landw. 23 (5), 327—332 (tschech. mit engl. u. russ. Zusammenf.).

[13] KARSINKIN, G. S., 1935: Erforschung der Physiologie der Ernährung des Spiegelkarpfens. Arb. Limn. St. Kossino, 19.

[14] KARSINKIN, G. S., 1935: Ein Beitrag zum Studium der Physiologie der Verdauung bei den Fischen. Arb. Limn. Stat. Kossina, 4, 15 (ex cit.).

[15] KLUST, G., 1941: Über Entwicklung, Bau und Funktion des Darmes beim Karpfen (Cyprinus carpio L.). Int. Revue d. ges. Hydrob. u. Hydrgr. 39, 498—536; 40, 88—173.

[16] KORSCHUJEW, R. u. KOSCHTOJANZ, CH., 1934: Materialien zur vergleichenden Physiologie der Verdauungsfermente. Zool. J. Moskau, 13. (ex cit.).

[17] KOSOMAROV, B., 1941: Ein Beitrag zur Untersuchung der Ernährung und des Wachstums der Karpfenbrut in den ersten Tagen nach dem Ausschlüpfen. Ann. d. Tschech. Ak. d. Landw. 16, 318—327 (tschech. mit deutsch. Zusammenf.).

[18] KOSTOMAROV, B. u. HRABE, S., 1942: Der Kannibalismus bei der Karpfenbrut. Arch. f. Hydrobiol. 40, 265—278.

[19] KRÜKENBERG, C. V. F., 1882: Zur Verdauung bei den Fischen. Unters. Physiol. Inst. Heidelberg.

[20] MALTZAN, M. VON, 1935: Zur Ernährungsphysiologie des Karpfens. Zool. Jahrb. Abt. Physiol. 55.

[21] MANN, H., 1935: Vergleichende Untersuchungen über die Verdauung einiger Süßwasserfische. S. B. Ges. Naturf. Fr. Berlin.

[22] NORD u. WEIDENHAGEN, 1940: Handbuch d. Enzymologie.

[23] PAWLOW, I. P., 1898: Die Arbeit der Verdauungsdrüsen.

[24] POLIMANTI, O., 1912: Untersuchungen über die Topographie der Enzyme im Magen-Darmrohr einiger Fische. Bioch. Z. 38.

[25] RAUTHER, M., 1940: Echte Fische, Teil I.: Anatomie, Physiologie und Entwicklungsgeschichte. G. H. Bronns: Klassen u. Ordnungen des Tierreichs.

[26] SCHÄPERCLAUS, W., 1933: Lehrbuch der Teichwirtschaft. Berlin.

[27] SCHLOTTKE, E., 1937: Untersuchungen über die Verdauungsfermente der Insekten I—III. Zeitschr. vergl. Physiol. 24.

[28] SCHLOTTKE, E., 1938: Die Änderungen der Fermentstärke im Karpfendarm während der Verdauung. S. B. Abh. Naturf. Ges. Rostock 3 F, Bd. 7.

[29] SCHLOTTKE, E., 1940: Die Verdauungsfermente im Karpfendarm und ihre Änderungen während des Sommers. Zeitschr. f. Fischerei, 38, 313—344.

[30] SMALLWOOD, W. H. a. SMALLWOOD, M. L., 1930: The development of the carp Cyprinus J. of Morphol. 52.

[31] ŠUSTA, J., 1888: Die Ernährung des Karpfens und seiner Teichgenossen. Stettin.

[32] VÁCLAVÍK, B., 1929: Die Nahrung der Karpfenbrut nach Verlust des Dottersackes. Čas. otázky zemědělské, 19 (tschechisch).

[33] VONK, H. J., 1927: Die Verdauung bei den Fischen. Zeitschr. vergl. Physiol. 5.

[34] VONK, H. J., 1931: Pepsin verschiedener Vertebraten. Zeitschr. vergl. Physiol. 9.

[35] WUNDER, W., 1932: Wie fangen Planktonfressende Fische ihre Nahrungstiere. Versuche am Karpfen. Zeitschr. vergl. Physiol. 17, 304—336.

[36] WUNDER, W., 1936: Physiologie der Süßwasserfische Mitteleuropas, in Handb. der Binnenfischerei Europas, Bd. II.

[37] WUNDER, W., 1949: Fortschrittliche Karpfenwirtschaft. Stuttgart.

[38] WUNDSCH, H., 1931: Nahrung, Verdauung und Stoffwechsel der Fische, in E. Mangold: Handb. d. Ernährung u. d. Stoffwechsels d. landwirtschaftlichen Nutztiere. Springer, Berlin.

[39] WUNDSCH, H. H., 1953: Fischereikunde, Neumann-Verlag Berlin, Radebeul.

Eingegangen am 8. 2. 56

Aus dem Institut für Tierernährung der Forschungsanstalt für Landwirtschaft
Braunschweig-Völkenrode
(Direktor: Prof. Dr. KARL RICHTER)

MAX BECKER

Untersuchungen über den wirklichen Gehalt an Rohfett, Reinfett und essentiellen Fettbestandteilen im landwirtschaftlichen Grundfutter

1. Mitteilung: Untersuchung einiger Grünfutter- und Wiesenheuproben.

A. Einleitung

In einer Reihe früherer, in anderem Zusammenhang unternommener Untersuchungen konnte gezeigt werden, daß in manchen Materialien des landwirtschaftlichen Grundfutters, deren Fettgehalt man als belanglos angesehen hatte, durch Anwendung neuer Methoden der Fettanalyse erheblich mehr Fett festzustellen ist, als bisher angenommen wurde [1, 2, 3, 4]. Bei dem erheblichen Anteil, den das Grundfutter in den Rationen der landwirtschaftlichen Nutztiere einnimmt, stellt danach das wirkliche Reinfett desselben eine beachtliche, meist ausreichende Quelle für die Mindestanforderungen an Fett und essentiellen Fettbestandteilen dar. Eine pflegliche Behandlung des Grundfutters im Hinblick auf möglichst weitgehende Erhaltung der empfindlichen mehrfach ungesättigten Fettsäuren wird damit zu einem klaren Beispiel für die Notwendigkeit, die „Futtergüte" der wirtschaftseigenen Materialien über den bisher üblichen Durchschnitt zu steigern. Neben den erwähnten neuen Befunden über die quantitativen Verhältnisse besteht ein gewisses Interesse an einer besseren Kenntnis der *qualitativen Zusammensetzung der Fette* von Grünfutterarten usw., die bisher weitgehend unerforscht geblieben sind. Nur für die Fette der Gräser liegen wegen ihrer Bedeutung für die Ernährung der Tiere auf der Weide neuere Untersuchungen vornehmlich holländischer und neuseeländischer Autoren vor [5, 6, 7, 8], dagegen haben wir für die Fette der übrigen Grünfutterarten nur ganz vereinzelte, unvollständige und veraltete Angaben. Es sollte deshalb in der vorliegenden Untersuchung an einer Reihe von grünen Pflanzen durch quantitative Gewinnung (mittels doppelter Extraktion in frischem Zustand) der wirkliche Rohfettgehalt im Vergleich zur bisherigen Fettanalyse nach dem Weender Verfahren ermittelt und im Anschluß daran eine *systematische Analyse dieses Rohfetts auf die wichtigsten Bestandteile* durchgeführt werden.

B. Untersuchungs-Methodik

Die *quantitative Gewinnung des Rohfetts* ist schon in einigen früheren Arbeiten angewandt und beschrieben worden [1-4]. Sie soll deshalb hier nur ganz kurz ihrem Prinzip nach geschildert werden. Das ganz frische Material wird unmittelbar nach der Gewinnung grob zerkleinert und sofort in einem entsprechend großen Extraktor (5 Liter Inhalt) unter mehrfachem Wechsel auf frisches Lösungsmittel mit einem hydrophilen Lösungsmittel wie Aceton oder Methanol extrahiert. Damit wird zuerst das Wasser und die Hauptmenge des Fettes entfernt. Der Luftsauerstoff wird, ebenso wie bei allen folgenden Operationen, z. B. Einengen, Abdestillieren, Verseifen usw. durch Einleiten von CO_2 bzw. Stickstoff ferngehalten. Das einmal extrahierte Material wird an der Luft unter dem Abzug oder besser im Vakuumtrockenschrank getrocknet und, wenn notwendig, fein zerkleinert, danach erschöpfend mit Äther oderTrichloräthylen extrahiert. Die Lösungsmittel werden aus den Rohextrakten abdestilliert, die Rückstände in Äther aufgenommen und zuerst durch mehrfaches Ausschütteln mit Wasser, dann durch Trocknen mit wasserfreiem Natriumsulfat und Filtrieren gereinigt. Nach dem Abdestillieren des Äthers wird der Rückstand in Petroläther aufgenommen, filtriert, und der Petroläther durch Eindampfen, zuletzt im Vakuum vollständig entfernt. Nur der sorgfältig gereinigte, in Petroläther lösliche Extrakt gilt als Rohfett im Sinne der Definition.

Das *Reinfett* wird aus dem Fettsäureanteil unter Zugrundelegung des mittleren Molekulargewichts der Fettsäuren berechnet.

In der ersten Untersuchungsserie wurden *sieben verschiedene Grünfutterarten* aus dem Feldfutterbau und *zwei Proben von Wiesenheu* in der oben beschriebenen Weise untersucht. Die wichtigsten Daten sind in den nachstehenden Übersichten wiedergegeben, die Versuche selbst mit den notwendigen Einzelheiten besonders experimentellanalytischer Art finden sich weiter unten. Der *Einfluß der Konservierung des Grünfutters,* — z. B. durch *Heuwerbung, Einsäuerung* oder *künstliche Trocknung,* — auf den wirklichen Fettgehalt und die Zusammensetzung des Fetts soll in einer zweiten Untersuchungsserie festgestellt werden. Dort finden sich die Untersuchungsergebnisse weiterer Materialien.

Es ist klar, daß für eine Beurteilung der Resultate auch die Kenntnis des *qualitativen Zustandes* der untersuchten Materialien wesentlich ist. Dies gilt sowohl für das frische Grünfutter als auch für das Heu. Es sind deshalb im experimentellen Teil und in der Übersicht kurze Hinweise auf den Vegetationszustand zur Schnittzeit gegeben, soweit diese Verhältnisse bekannt waren bzw. ermittelt werden konnten. Hinsichtlich der Charakterisierung der beiden Heuarten sind die qualitativen Angaben allerdings beschränkt. Ein besserer Aufschluß ist aber aus den im Gang befindlichen, eben erwähnten Untersuchungen über den Einfluß verschiedener Konservierungsarten zu erwarten.

Für die *systematische Fettanalyse* wurden folgende methodische Erfahrungen herangezogen: das Ziel der Untersuchung war die Ermittlung wirklichen echten Fetts (Reinfetts) und seine Charakterisierung durch Aufteilung des Bestandes an echten höheren Fettsäuren. Zu diesem Zweck wurde das Unverseifbare lediglich abgetrennt und seiner Menge nach bestimmt, aber nicht näher untersucht, da ihm in diesem Zusammenhang keine Bedeutung, insbesondere kein Nährwert zugesprochen werden kann. Anschließend wurden die *Gesamtfettsäuren* isoliert und gewogen. Von der großen Zahl der Kennzahlen und Spezialanalysen*, die für eine systematische Charakterisierung des Fettsäurebestandes zur Verfügung stehen, wurde eine ganze Reihe erprobt. Dazu gehörte außer der Bestimmung von *Jodzahl* und *Rhodanzahl* der Fettsäuren die *Polybromid-Analyse* auf höher ungesättigte Fettsäuren, die Trennung in flüssige und feste Fettsäuren nach TWITCHELL und die Bestimmung der Jodzahl dieser Anteile, sowie die Ermittlung der gesättigten Fettsäuren nach BERTRAM. Dabei zeigte sich aber, daß einige dieser Bestimmungsmethoden eine vollständig exakte Analyse nicht ermöglichen. Dies gilt z. B. für die Bestimmung der Hexabromidzahl, die allenfalls einen mehr qualitativen Überblick über die vorhandenen dreifach ungesättigten Säuren erlaubt, und die Trennung der festen und flüssigen Fettsäuren nach TWITCHEL, die allerdings für qualitative Zwecke wertvoll sein kann.

Zuverlässig und für die meisten Zwecke ausreichend sind folgende *Analysen:*

a) Bestimmung des mittleren Molekulargewichts der isolierten Gesamtfettsäuren durch Titration mittels alkoholischer Kalilauge. Wegen der meist recht starken Dunkelfärbung, die den aus Grünfutter isolierten Fettsäuren untrennbar anhaftet, war es allerdings erforderlich, diese Titration mit elektrometrischer Bestimmung des Titrationsendpunktes vorzunehmen (Glaselektrode und Röhrenvoltmeter).

b) Ermittlung der Jodzahl und der Rhodanzahl der Gesamtfettsäuren nach den von KAUFMANN angegebenen Methoden.

c) Bestimmung der gesättigten Fettsäuren mittels der BERTRAMschen Methode.

Alle Analysen wurden in der Regel mit mindestens zwei Parallelen ausgeführt.

Da die aus Pflanzen isolierten Fette solche Fettsäuren, die *mehr als drei* Doppelbindungen enthalten, entweder überhaupt nicht oder nur in belanglosen Mengen aufwiesen, konnte mittels der vorerwähnten Bestimmungen eine *Aufteilung der Gesamtfettsäuren in folgende Gruppen* vorgenommen werden: 1. gesättigte, 2. einfach ungesättigte (hauptsächlich Ölsäure und Erucasäure), 3. zweifach ungesättigte (Linolsäure) und 4. dreifach ungesättigte Säuren (Linolensäure). Diese Gruppenanalyse erschien für eine übersichtliche Charakterisierung der Fette sowie für einen Vergleich miteinander und mit anderen reinen Fetten völlig ausreichend. Die Berechnung erfolgt normalerweise nach folgenden von KAUFMANN angegebenen Formeln:

1. Gesättigte Säuren G = direkte Bestimmung nach BERTRAM,
2. Linolensäuregehalt = 1,104 · Rhodanzahl — (100 — G),
3. Linolsäuregehalt = (100 — G) — 1,104 · (2 × Rhodanzahl — Jodzahl)
4. Ölsäuregehalt = (100 — G) — 1,104 · (Jodzahl — Rhodanzahl).

Die Formeln 2—4 geben nur für C 18-Säuren exakte Werte. Nach dem Ausfall einer Reihe von orientierenden Analysen muß jedoch damit gerechnet

*) angewandt wurden stets die „Einheitsmethoden der Deutschen Gesellschaft für Fettwissenschaft".

werden, daß eine größere Zahl der untersuchten Pflanzenarten, insbesondere die Cruciferen, nicht unerhebliche Mengen an *Erucasäure* in ihrem Fett enthalten. Für die *Berechnungen der einzelnen Fettsäuregruppen* wurde deshalb in einigen Fällen die Bestimmung des Erucasäuregehaltes aus den Jodzahlen der festen Fettsäuren (nach TWITCHELL) vorgenommen, doch muß betont werden, daß es sich hier nur um eine Annäherungsmethode handelt, die wahrscheinlich die Erucasäure nur zum Teil erfaßt. In späteren Untersuchungen soll es unternommen werden, durch genaue Analyse und Isolierung der Erucasäure die wirklichen Verhältnisse zu ermitteln.

Die Rechnungskontrolle ist dadurch gegeben, daß die Summe der für die ungesättigten Säuren anzunehmenden einzelnen Jodzahlen bzw. Rhodanzahlen die experimentell bestimmte Jodzahl und Rhodanzahl der Gesamtfettsäuren ergeben muß.

Von Interesse erschien es ferner, den *Fetten der grünen Teile* der drei Ölpflanzen Senf, Raps und Sonnenblumen die in den *Samen* dieser Pflanzen vorhandenen *Öle* gegenüberzustellen, wie es in der weiter unten stehenden Tabelle 2 geschehen ist.

C. Experimenteller Teil

1. *Luzerne:* Schnitt am 19. 9. 1953. 17,2% Trockensubstanz.

In der Trockensubstanz:

24,5% Roheiweiß, 23,6% Rohfaser, 2,83% Weender Rohfett [1]), 3,83% wirkliches Rohfett [2])

Untersuchung des Rohfetts: 10,8347 g enthalten 1,8896 g Unverseifbares (17,4%) und 8,1802 g Gesamtfettsäuren (75,5%).

Untersuchung der Gesamtfettsäuren (Mittelwerte der Analysen):

0,1099 g Fettsäuren verbr. 13,2 ml n/10 Br_2. Jodzahl = 152
0,1500 g Fettsäuren verbr. 11,8 ml n/10 Rhodan. Rhodanzahl = 100.
3,8660 g Fettsäuren enth. 0,5644 g gesättigte Fettsäuren (14,6%)
3,7114 g Fettsäuren enth. 0,5779 g feste Fettsäuren (15,5%)
0,5779 g feste Fettsäuren verbr. 13,5 ml n/10 Br_2. Jodzahl = 29,6.

Berechneter Reinfettgehalt: 3,06% in der Trockensubstanz

Berechnete *annähernde* Verteilung der höheren Fettsäuren:

14,6% gesättigte Säuren
28,0% einfach ungesättigte Säuren (etwa 6,1% Erucasäure)
31,4% zweifach ungesättigte Säuren
26,0% dreifach ungesättigte Säuren [3]).

[1]) Weender Rohfett ist nach Vortrocknung bei 70° mit Äther extrahiert.

[2]) Wirkl. Rohfett ist das in frischem Zustand durch doppelte Extraktion gewonnene Rohfett.

[3]) Höher als dreifach ungesättigte Säuren waren in der Regel nicht nachweisbar.

2. *Wicken* (Land-Zottelwicken)

Anbaudaten: Aussaat 27. 8. 1953 mit 30 kg/ha und 20 cm Drillweite.
Schnitt 28. 5. 1954, Beginn det Blüte.
Ertrag: 200 dz/ha 17,2% Trockensubstanz.

In der Trockensubstanz:

24,5% Roheiweiß, 24,8% Rohfaser, 2,74% Weender Rohfett, 4,86% wirkliches Rohfett.

Untersuchung des Rohfetts: 12,8487 g enthalten 2,5885 g Unverseifbares (20,1%) und 8,2055 g Gesamtfettsäuren (63,9%).

Untersuchung der Gesamtfettsäuren:

0,2200 g Fettsäuren verbr. 19,3 ml n/10 Br_2. Jodzahl = 111.
0,1825 g Fettsäuren verbr. 11,4 ml n/10 Rhodan. Rhodanzahl = 79,5.
3,2467 g Fettsäuren enth. 0,5032 g gesättigte Säuren (15,5%).
4,1980 g Fettsäuren enth. 0,7365 g feste Säuren (17,5%).
0,7365 g feste Fettsäuren verbr. 6,6 ml n/10 Br_2. Jodzahl = 11,4.

Berechneter Fettgehalt: 3,29% der Trockensubstanz.

Berechnete *annähernde* Verteilung der höheren Fettsäuren:

15,5% gesättigte Säuren
49,7% einfach ungesättigte Säuren (etwa 2% Erucasäure)
31,2% zweifach ungesättigte Säuren.
3,5% dreifach ungesättigte Säuren.

3. *Wicken-Erbsen-Bohnen-Gemenge.* Schnitt am 16. 10. 1953.

Vegetationsstadium: Wicken: Beginn der Blüte, Erbsen: Ende der Blüte, Bohnen: Vollblüte 20,7% Trockensubstanz.

Anbaudaten: Aussaat am 5. 8. 1953 mit 50 kg Sommer-Wicken + 60 kg Futter-Erbsen + 40 kg Ackerbohnen je ha.

Ertragsberechnung: 128 dz/ha.

In der Trockensubstanz:

16,3% Roheiweiß, 13,2% Rohfaser, 1,45% Weender Rohfett, 3,05% wirkliches Rohfett.

Untersuchung des Rohfettes: 8,4536 g enthalten 1,7423 g Unverseifbares (20,6%) und 6,0714 g Gesamtfettsäuren (71,8%).

Untersuchung der Gesamtfettsäuren:

0,1340 g Fettsäuren verbr. 16,7 ml n/10 Br_2. Jodzahl = 158.
0,1405 g Fettsäuren verbr. 12,4 ml n/10 Rhodan. Rhodanzahl = 112.
3,6575 g Fettsäuren enth. 0,7505 g gesättigte Fettsäuren (20,5%).
3,8084 g Fettsäuren enth. 0,8528 g feste Fettsäuren (22,4%).
0,8528 g feste Fettsäuren verbr. 32,3 ml n/10 Br_2. Jodzahl = 48,1.

Berechneter Reinfettgehalt: 2,32% der Trockensubstanz.

Berechnete *annähernde* Verteilung der höheren Fettsäuren:

20,5% gesättigte Fettsäuren
28,8% einfach ungesättigte Säuren (etwa 14,3% Erucasäure)
4,1% zweifach ungesättigte Säuren
46,7% dreifach ungesättigte Säuren.

4. *Senf.*

Anbaudaten: Aussaat am 5. 8. 1953 mit 20 kg/ha. Schnitt am 7. 10. 1953. Volle Blüte.

Ertrag: 162 dz/ha. 19,3% Trockensubstanz.

In der Trockensubstanz: 1,59% Weender Rohfett
2,82% Wirkliches Rohfett.

Untersuchung des Rohfetts: 5,1438 g enthalten 1,0749 g Unverseifbares (20,9%) und 3,5426 g Gesamtfettsäuren (68,9%).

Untersuchung der Gesamtfettsäuren:

0,1140 g Fettsäuren verbr. 12,0 ml n/10 Br_2. Jodzahl = 134.
0,1256 g Fettsäuren verbr. 8,7 ml n/10 Rhodan. Rhodanzahl = 88.
3,2160 g Fettsäuren enth. 0,3891 g gesättigte Säuren (15,1%).

Berechneter Reinfettgehalt: 2,06% der Trockensubstanz.

Berechnete *annähernde* Verteilung der höheren Fettsäuren *):

15,1% gesättigte Säuren
34,0% einfach ungesättigte Säuren
34,4% zweifach ungesättigte Säuren
16,5% dreifach ungesättigte Säuren.

5. *Sommer-Raps.*

Anbaudaten: Aussaat am 5. 8. 1953 mit 12 kg/ha. Schnitt am 16. 10. 1953. Volle Blüte.

Ertrag: 216 dz/ha. 21,3% Trockensubstanz.

In der Trockensubstanz:

10,5% Roheiweiß, 11,2% Rohfaser, 1,92% Weender Rohfett, 2,74% wirkliches Rohfett.

Untersuchung des Rohfetts: 7,8948 g enthalten 2,5129 g Unverseifbares (31,8%) und 4,6208 g Gesamtfetsäuren (58,5%).

Untersuchung der Gesamtfettsäuren:

0,1283 g Fettsäuren verbr. 15,5 ml n/10 Br_2. Jodzahl = 153
0,1365 g Fettsäuren verbr. 11,1 ml n/10 Rhodan. Rhodanzahl = 103
2,9409 g Fettsäuren enth. 0,7088 g gesättigte Säuren (24,1%)
4,5951 g Fettsäuren enth. 0,8112 g feste Säuren (17,7%)
0,8112 g feste Fettsäuren verbr. 23,5 ml n/10 Br_2. Jodzahl = 36,8.

*) Aus Materialmangel wurde für grünen Senf keine gesonderte Bestimmung der festen Fettsäuren vorgenommen.

Berechneter Reinfettgehalt: 1,70% der Trockensubstanz.

Berechnete *annähernde* Verteilung der höheren Fettsäuren:

24,1% gesättigte Säuren
20,7% einfach ungesättigte Säuren (etwa 8,7% Erucasäure)
15,9% zweifach ungesättigte Säuren
39,3% dreifach ungesättigte Säuren.

6. *Sonnenblumen.*

Anbaudaten: Aussaat am 5. 8. 1953 mit 30 kg/ha. Schnitt am 26. 10. 1953. Beginn der Blüte.

Ertrag: 230 dz/ha. 14,3% Trockensubstanz.

In der Trockensubstanz:

14,4% Roheiweiß, 18,7% Rohfaser, 1,75% Weender Rohfett, 2,89% wirkliches Rohfett.

Untersuchung des Rohfetts: 6,1274 g enthalten 1,0956 g Unverseifbares (17,9%) und 4,5569 g Gesamtfettsäuren (74,4%).

Untersuchung der Gesamtfettsäuren:

0,1208 g Fettsäuren verbr. 14,7 ml n/10 Br_2. Jodzahl = 154
0,1314 g Fettsäuren verbr. 9,8 ml n/10 Rhodan. Rhodanzahl = 95
4,0019 g Fettsäuren enth. 0,5683 g gesättigte Säuren (14,2%)
3,7962 g Fettsäuren enth. 0,7430 g feste Säuren (19,6%)
0,7430 g feste Fettsäuren verbr. 22,8 ml n/10 Br_2. Jodzahl = 41,5.

Berechneter Reinfettgehalt: 2,28% der Trockensubstanz.

Annähernde Verteilung der höheren Fettsäuren:

14,2% gesättigte Säuren
20,7% einfach ungesättigte Säuren (etwa 10,8% Erucasäure)
44,7% zweifach ungesättigte Säuren
20,4% dreifach ungesättigte Säuren.

7. *Weidelgras* (Westerwold).

Anbaudaten: Aussaat am 5. 8. 1953 mit 45 kg/ha. Schnitt am 23. 10. 1953 (im Schossen).

Ertrag: 130 dz/ha 19,8% Trockensubstanz.

In der Trockensubstanz:

14,6% Roheiweiß, 14,5% Rohfaser, 2,57% Weender Rohfett, 3,53% wirkliches Rohfett.

Untersuchung des Rohfetts: 10,3871 g enthalten 2,2270 g Unverseifbares (21,4%) und 7,5971 g Gesamtfettsäuren (73,1%).

Untersuchung der Gesamtfettsäuren:

0,1648 g Fettsäuren verbr. 22,2 ml n/10 Br_2. Jodzahl = 171
0,1442 g Fettsäuren verbr. 11,8 ml n/10 Rhodan. Rhodanzahl = 104
4,1147 g Fettsäuren enth. 0,7461 g gesättigte Säuren (18,1%)
4,1392 g Fettsäuren enth. 0,6214 g feste Fettsäuren (15,0%)
0,6214 g feste Fettsäuren verbr. 34,0 ml n/10 Br_2. Jodzahl: 69,5.

Berechneter Reinfettgehalt: 2,74% der Trockensubstanz.

Berechnete annähernde Verteilung der höheren Fettsäuren:

18,1% gesättigte Säuren
8,0% einfach ungesättigte Säuren
39,9% zweifach ungesättigte Säuren
34,0% dreifach ungesättigte Säuren.

8. *Wiesenheu I, bodengetrocknet, mittlere Qualität.* 79,1% Trockensubstanz.

In der Trockensubstanz:

9,0% Roheiweiß, 32,5% Rohfaser, 1,94% Weender Rohfett, 2,15% wirkliches Rohfett.

Untersuchung des Rohfetts: 10,3032 g enthalten 2,5189 g Unverseifbares (24,5%) und 6,0121 g Gesamtfettsäuren (58,4%).

Untersuchung der Gesamtfettsäuren:

0,1340 g Fettsäuren verbr. 10,9 ml n/10 Br_2. Jodzahl = 103
0,1251 g Fettsäuren verbr. 6,9 ml n/10 Rhodan. Rhodanzahl = 70
4,9865 g Fettsäuren enth. 0,7624 g gesättigte Säuren (15,3%)
4,0501 g Fettsäuren enth. 1,0030 g feste Fettsäuren (24,8%)
1,0030 g feste Fettsäuren verbr. 24,0 ml n/10 Br_2. Jodzahl = 30,4.

Berechneter Reinfettgehalt: 1,33% der Trockensubstanz.

9. *Wiesenheu II,* bodengetrocknet, gute Qualität. 84,5% Trockensubstanz.

In der Trockensubstanz:

11,5% Roheiweiß, 31,4% Rohfaser, 2,03% Weender Rohfett, 2,41% wirkliches Rohfett.

Untersuchung des Rohfetts: 9,9981 g enthalten 2,5794 g Unverseifbares (25,8%) und 5,8901 g Gesamtfettsäuren (58,9%).

Untersuchung der Gesamtfettsäuren:

0,1436 g Fettsäuren verbr. 13,8 ml n/10 Br_2. Jodzahl = 122
0,1507 g Fettsäuren verbr. 7,1 ml n/10 Rhodan. Rhodanzahl = 60.
5,4179 g Fettsäuren enth. 0,7599 g gesättigte Säuren (14,0%)
3,6177 g Fettsäuren enth. 0,8163 g feste Fettsäuren (22,6%)
0,8163 g feste Fettsäuren verbr. 33,2 ml n/10 Br_2. Jodzahl = 51,6.

Berechneter Reinfettgehalt: 1,50% der Trockensubstanz.

Bei beiden Heuproben ließ sich eine systematische Analyse der Fettsäuren und eine Berechnung ihrer Verteilung nicht mehr vollständig durchführen. Die dreifach ungesättigten Fettsäuren des Grünfutters sind restlos polymerisiert, was durch schwankende hohe mittlere Molgewichte, die Werte für Jodzahlen und Rhodanzahlen und andere Feststellungen nachgewiesen werden kann. Dadurch werden die Kaufmannschen Formeln nicht mehr anwendbar, und es besteht keine Möglichkeit, den Gehalt an echten einfach oder zweifach ungesättigten Fettsäuren festzulegen.

D. Diskussion der Ergebnisse und Zusammenfassung

In den Untersuchungen an sieben verschiedenen Grünfutterarten zeigten sich, wie schon früher, beträchtlich höhere Rohfettwerte bei vollständiger Mehrfachextraktion in frischem Zustand gegenüber der Extraktion mit Äther nach Vortrocknung bei 70° (Weender Methode), obwohl an die Reinheit des Extraktes wesentlich höhere Anforderungen gestellt wurden. Bei zwei Heuproben war die Differenz zwischen Weender Rohfett und wirklichem Rohfett kleiner, ein Zeichen dafür, daß ein erheblicher Teil des im frischen Grün vorhandenen Fetts infolge Verharzung auch für die Mehrfachextraktion nicht mehr erfaßbar geworden ist. Wahrscheinlich aus dem gleichen Grunde — Auftreten mehr oder weniger schwerlöslicher oxydierter Fettsäuren — besteht beim Heu ein erhebliches Defizit nach der Aufrechnung des Reinfetts zusammen mit dem Unverseifbaren gegen das Rohfett. Es ist anzunehmen, daß dieses Defizit dadurch verursacht wird, daß nach der Verseifung ein Teil der im Rohfett noch erfaßbaren Fettsäuren — vielleicht durch alkalische Polymerisation verharzter Anteile — nicht mehr in Äther oder Petroläther löslich ist und sich damit der Bestimmung entzieht. Die Konsistenz der Rohfette war halbfest, salbenartig, dies war jedoch lediglich durch den hohen Anteil an Unverseifbarem (meistens 20% und darüber) bedingt. Das Reinfett war ein stark ungesättigtes Öl mit Jodzahlen von weit über 100. Allerdings spielen beim frischen Grün bestimmte Bedingungen wie Klima, Alter der Pflanze und Vegetationszustand eine Rolle, deren zahlenmäßiger Einfluß wegen der Schwierigkeit der Materialbeschaffung und des für die Aufarbeitung usw. erforderlichen sehr hohen Aufwands an Arbeit und Zeit noch nicht festgestellt werden konnte. Eine *Übersicht über die Untersuchungsergebnisse* findet sich in den nachfolgenden Tabellen 1 und 2.

Bei den Heuarten entspricht der Rückgang der Jod- und Rhodanzahlen — als vergleichbares Frischmaterial stand vorläufig nur das unter Nr. 7 aufgeführte Weidelgras zur Verfügung — den bekannten Vorstellungen über die schädliche Einwirkung der Atmosphärilien auf die mehrfach ungesättigten Fettsäuren. Nach der Höhe des Rohfettgehaltes und den Jodzahlen der Fettsäuren war aber der Qualitätszustand der Heuproben als mittel bzw. gut anzusprechen. Das bessere Heu hatte allerdings auch die besseren Kennzahlen für seine Fettsäuren *).

*) Eine vollständige systematische Analyse der Fettsäuren des Heus ließ sich infolge der besonderen Verhältnisse bei denselben (Polymerisation der dreifach ungesättigten Säuren), nicht durchführen.

Tabelle 1. *Gehalt an Rohfett und Reinfett in verschiedenen Arten Grünfutter und Heu*

Material	Trocken-substanz	In der Trockensubstanz			
		Weender Rohfett	wirkl. Rohfett	Unver-seifb.	Reinfett
	%	%	%	%	%
1. Luzerne, jung	17,2	2,83	3,83	0,67	3,06
2. Wicken, Beginn der Blüte . . .	17,2	2,74	4,86	0,98	3,29
3. Wicken-Erbsen-Bohnen-Gemenge .	20,7	1,45	3,05	0,63	2,32
4. Senf, volle Blüte	19,3	1,59	2,82	0,59	2,06
5. Sommerraps, volle Blüte	21,3	1,92	2,74	0,87	1,70
6. Sonnenblumen, Beginn der Blüte .	14,3	1,75	2,89	0,52	2,28
7. Weidelgras, im Schossen	19,8	2,57	3,53	0,76	2,74
8. Wiesenheu I, mittel, Bodentr. . .	79,1	1,94	2,15	0,53	1,33
9. Wiesenheu II, gut, Bodentr. . . .	84,5	2,03	2,41	0,62	1,50

Tabelle 2. *Kennzahlen und annähernde prozentuale Verteilung der höheren Fettsäuren in den Fetten von Grünfutter und Heu.*

	Gesamtfettsäuren		%ige Verteilung der Fettsäuren			
	Jodzahl	Rhodan-zahl	gesättigte	1fach ungesättigte	2fach ungesättigte	3fach ungesättigte
1. Luzerne	152	100	14,6	28,0	31,4	26,0
2. Wicken	111	79,5	15,5	49,7	31,2	3,5
3. Wicken-Erbsen-Bohnen	158	112	20,5	28,8	4,1	46,7
4. Senf	134	88	15,1	34,0	34,4	16,5
4a. Senfsaatöl*)	110	—	5—6	70—80	10—15	3—5
5 Sommerraps	153	103	24,1	20,7	15,9	39,3
5a. Rapssaatöl*)	99—108	—	4—5	76—85	10—15	3
6. Sonnenblumen . . .	154	95	14,2	20,7	44,7	20,4
6a. Sonnenblumensaatöl*)	128—140	—	12	40	zus. 48	
7. Weidelgras	171	104	18,1	8,0	39,9	34,0
8. Wiesenheu I	103	70	15,3	nicht bestimmbar		0
9. Wiesenheu II	122	60	14,0			0

*) Angaben aus der Literatur (9) zum Vergleich der Samenöle mit dem Öl der grünen Pflanzen.

Beim *Grünfutter* überragen die *ungesättigten* Säuren die anderen Fettsäuren sehr stark, und unter ihnen treten die *mehrfach ungesättigten* hervor, die meistens mehr als die Hälfte der Gesamtfettsäuren ausmachen. Soweit das vorliegende Material eine Beurteilung erlaubt, haben die *Fette der Grünpflanzen durchweg höhere Jodzahlen als die zugehörigen Samenöle* und dementsprechend einen größeren Gehalt an zwei- und insbesondere dreifach ungesättigten Fettsäuren. Ein entsprechender Vergleich läßt sich für Senf, Raps und Sonnenblumen ziehen, von denen die aus der Saat gewonnenen Öle ihrer systematischen Zusammensetzung nach bekannt sind. Die Bildung des Depot- und Reservefetts, das in den Samen abgelagert wird, ist nach diesem Befund *auch bei den Pflanzen* durch eine Verminderung der dynamisch aktiven Bestandteile gekennzeichnet, wenn auch nicht so ausgeprägt, wie im Tierreich, wo wir einen noch wesentlich größeren Unterschied zwischen *Depotfett* und *Organfett* haben.

In einer Reihe von Fällen zeigte sich — z. B. bei Untersuchungen der nach TWITCHELL getrennten flüssigen und festen Fettsäuren — die schon in früheren Untersuchungen beobachtete Anwesenheit erheblicher Mengen fester, einfach ungesättigter Fettsäuren. Hierfür kommt hauptsächlich Erucasäure in Frage, deren Anwesenheit eine gewisse Unsicherheit im berechneten Verhältnis der ungesättigten Fettsäuren zueinander bedingt. Ein einwandfreier Nachweis ist jedoch nur durch weitere eingehende Untersuchungen mit Einschluß der Isolierung und Identifizierung der einzelnen Fettsäuren zu erbringen, was vorläufig über den Rahmen der vorliegenden Arbeit hinausgeht.

Welche Rolle das *Grünfutter als Fettquelle* im allgemeinen und für die Versorgung mit essentiellen Fettsäuren im besonderen spielen kann, läßt sich aus den in Tabelle 1 und Tabelle 2 aufgeführten Resultaten ermessen. Bei einem Gehalt von 1,7—3,3% an echtem Reinfett in der Trockensubstanz nimmt z. B. eine Kuh bei einem Verzehr von etwa 5—10 kg Trockensubstanz im Grünfutter täglich etwa 100—300 g Reinfett auf. Diese Menge fällt zweifellos einmal durch ihren Nährwert, andererseits durch ihre physiologische Wirkung ins Gewicht. In manchen Fällen dürften allerdings Mengen von 150—200 g mehrfach ungesättigter Fettsäuren das Optimum überschreiten und z. B. durch ihre hohen Jodzahlen die Kennzahlen und die Konsistenz des Butterfetts ungünstig beeinflussen.

Für den quantitativen und qualitativen Wert der aus dem Grünmaterial gewonnenen *Futterkonserven Heu, Silage und Trockengrün* in der Winterfütterung dürfte aber der relativ hohe Reinfettgehalt des Ausgangsmaterials und seine gute Erhaltung von besonderer, nicht zu unterschätzender Bedeutung sein.

Mein besonderer Dank gilt Fräulein GERTRUD VORHOLD, die in unermüdlicher und sorgfältiger Arbeit die Isolierung der Fettsubstanzen und die Spezialanalysen bei den recht schwierig zu handhabenden Materialien durchgeführt hat.

E. Literaturverzeichnis

[1] KARSTEN, G., M. BECKER u. W. OSLAGE. Schriftenr. d. FAL, H. 6, 76, 1953.
[2] KARSTEN, G., M. BECKER u. W. OSLAGE. Ebenda 96.
[3] KARSTEN, G. u. M. BECKER. Arch. Tierernährg. Beih. 5, 95, 1954.
[4] BECKER, M., W. OSLAGE u. G. KARSTEN. Arch. Tierernährg. 4, 282, 1955.
[5] BROUWER, E. u. M. v. ALBADA. Rec. Trav. Chim. Pays Bas 62, 380, 1943.
[6] BROUWER, E. Ebenda 63, 35, 1944.
[7] BROUWER, E. Chem. Weekbl. 47, 789, 1951.
[8] SHORLAND, F. B. Fette u. Seifen 54, 521, 1952.
[9] HALDEN, W. u. A. GRÜN. Analyse der Fette u. Wachse, 2. Bd. Systematik. Springer, Berlin 1929.

Eingegangen am 24. 11. 55

Aus dem Institut für Tierernährung der Martin-Luther-Universität Halle-Wittenberg
(Direktor: Prof. Dr. A. COLUMBUS)

A. COLUMBUS und G. GEBHARDT

Ansatzwirkung von Abfallmycelien der Antibiotikaherstellung nach Versuchen an wachsenden Albinoratten

I. Einleitung

Die Antibiotika-Produktion mit Hilfe biologischer Verfahren fand in den letzten Jahren einen immer größeren Aufschwung. Dadurch stieg auch der Anfall von Fermentationsrückständen, bzw. von Abfallmycelien in einem Maße an, daß nach einer Verwertung dieser Stoffe zu fragen war, worauf von TRAUTMANN/HILL [12] nach ihren positiven Befunden für die Beigabe von Fermentationsrückständen in der Schweinemast hingewiesen werden konnte. Die Tierernährung bot sich hierfür gleichsam von selber an, seitdem bekannt geworden, daß die APF-Wirkung mit einer Kombination von Antibiotika und dem Vitamin B_{12} zu erzielen war (ZINK [16]). Nun können aber Abfallmycelien noch eine gewisse Menge von Antibiotika und Vitamin B_{12} enthalten, so daß ihr Einsatz als Wirkstoffträger oder „Wachstumsstimulantien" in der Ernährung der landwirtschaftlichen Nutztiere nahe lag. So sind in dieser Richtung von WUSSOW/WENIGER/FUNK [14] Versuche an Mastschweinen durchgeführt worden.

Die Firma Jenapharm, Jena, stellte deshalb getrocknete Abfallmycelien zur Verfügung, die unter folgender Bezeichnung Verwendung fanden:

Penicillinmycel Jena
Streptomycinmycel Jena, Tank E_{16}, ohne Vitamin B_{12}
Streptomycinmycel Jena, Tank F_8, ohne Vitamin B_{12}
Streptomycinmycel Jena, Tank E_{14}, mit Vitamin B_{12}.

Es sollte festgestellt werden, ob und in welchem Maße die als Beifutter im Vergleich zur Agfa-Wolfen-Trockenhefe gegebenen Abfallmycelien eine Wirkung auf den Ansatz und seine Zusammensetzung ausüben können.

II. Versuchsverfahren

Der Versuch wurde als Aufzuchtversuch mit eingeschobener N-Bilanzperiode angesetzt. Als Versuchstiere fanden männliche *Albino-Ratten* Verwendung, die einer einheitlichen Zucht entstammten. Jeweils neun Tiere bildeten eine Versuchsgruppe. Mit einem Gewicht von etwa 50 g erfolgte die Einsetzung in die üblichen Glaskäfige [4]. Während der N-Bilanzversuche erfolgte die Haltung der Ratten in den Stoffwechselkäfigbatterien [3], die in thermoregulierbaren Versuchskammern [8] Aufstellung fanden.

Zur Fütterung gelangte ein *Mischfutter*, das für die Agfa-Hefe-Gruppe folgende Zusammensetzung hatte:

Maisschrot	29%
Weizenschrot	30%
Hafermehl	29%
Sojaextraktionsschrot	1%
Luzernemehl	3%
Mineralstoffe	3%
Öl	2%
Agfa-Trockenhefe	3%

Sämtliche Prozentzahlen geben den Trockensubstanzanteil an der Mischung an.

Vitamine wurden auf Grund früherer Untersuchungen [8] in folgenden Mengen zu 100 g Mischfuttertrockensubstanz zugegeben:

Aneurin	0,4 mg
Lactoflavin	0,8 mg
Nicotinsäureamid	10,0 mg
Pyridoxinhydrochlorid	0,4 mg
Pantothensaures Ca	2,0 mg
Ascorbinsäure	18,0 mg
Vitamin K	0,8 mg
Tocopherol	10,0 mg
Vogan (Vitamin-A-Lösung)	7,0 mg
Vitamin D_2	0,02 mg
Cholinchlorid	60,0 mg

Es kam in diesen Versuchen darauf an, eine etwaige Sonderwirkung der Hefe oder eines Mycels durch höheren Vitamingehalt auszuschalten. Da höhere Gaben keinen Einfluß auf die Eiweißverwertung haben [8], dürfte das Ziel, einen Vitamineinfluß auszuschalten, mit Ausnahme von Vitamin B_{12} und der Folsäuregruppe, erreicht worden sein.

Die verwandte *Mineralstoffmischung* hatte folgende Zusammensetzung (s. FANGAUF [7]):

Kohlensaurer Kalk	40%
Phosphorsaurer Kalk	40%
Natriumchlorid	19%
Spurenelemente	1%

Die Mischung der Spurenelemente entsprach folgendem Verhältnis:

6 Fe : 3 Mn : 1 Cu.

Eine Messung der spezifischen Futterwirkung der Abfallmycelien war infolge eines verschieden hohen Eiweißanteiles noch nicht gegeben. Zunächst seien daher in der Tabelle 1 die *Analysen der Trockenhefe und* der verschiedenen *Mycelien* mitgeteilt:

Tabelle 1: *Zusammensetzung der Abfallmycelien an Rohnährstoffen (% in der Trockensubstanz)*

	Org. Subst.	Rohprot.	Rohfett	Rohfaser	N-freie Extr.-St.	Rohasche
Agfa-Hefe	90.92	39,89	0,54	3,96	46,53	9,08
Penicillinmycel	79,43	32,22	2,27	10,68	34,26	20,57
Streptomycinmycel E_{14}	76,80	32,15	2,28	14,82	27,55	23,20
Streptomycinmycel F_8	72,30	39,04	13,77	19,59	6,49	27,70
Streptomycinmycel E_{16}	71,36	24,13	4,41	18,15	24,67	28,64

An dieser Stelle sei auf einige Angaben zur *biologischen Charakterisierung der Abfallmycelien* und ihrer Entstehung eingegangen: Die bei der Antibiotikagewinnung anfallenden und abgepreßten Mycel-Proben wurden unter gleichen Verhältnissen im Vakuum-Walzentrockner getrocknet, entstammten aber teilweise unterschiedlichen Nährlösungen. Bei den Streptomycinmycel-E_{14}- und -E_{16}-Anfällen enthielten vorher die Tankansätze noch Sojamehl, während der Tank für Streptomycinmycel F_8 mit Fleischextrakt und Pepton angesetzt war. Die Proben der Ansätze F_8 und E_{16} waren Vitamin-B_{12}-frei. Das Vitamin B_{12} wurde nach Aufkochen der Mycelien herausgelöst, was bei dem Ansatz E_{14} nicht stattfand. Das Streptomycinmycel E_{14} enthielt im Vergleich zu E_{16} noch Vitamin B_{12}, wurde jedoch von allen Versuchstieren ungern aufgenommen, was gegenüber den Vergleichsproben F_8 und E_{16} auf die dreifache Anwendung des Antischaummittels „Cetiolan" während des Fermentationsprozesses im Tank E_{14} wohl zurückzuführen ist.

Den einzelnen Mycelien wurde so viel reine Maisstärke zugesetzt, daß sie einen Rohproteingehalt von 30% aufwiesen. Eine Ausnahme machte dabei das Streptomycinmycel ohne Vitamin B_{12} (E_{16}), das in der vorliegenden Form Verwendung fand, da es einen geringeren Eiweißanteil zeigte. In die obengenannte Futtermischung wurden die einzelnen Mycelpräparate anstelle der Hefe eingesetzt. Daraus *resultieren fünf Futtermischungen*, deren Zusammensetzung, auf Trockensubstanz bezogen, nachstehend (Tab. 2) wiedergegeben werden soll:

Tabelle 2: *Zusammensetzung der Futtermischungen in % der Trockensubstanz*

	Org. Subst.	Rohprot.	Rohfett	Rohfaser	N-freie Extr.-St.	Rohasche
Agfa-Hefe	95,91	12,01	6,48	4,34	73,07	4,09
Penicillinmycel	95,29	11,03	6,57	5,44	72,24	4,71
Streptomycinmycel E_{14}	95,37	10,95	6,59	5,08	72,75	4,63
Streptomycinmycel F_8	95,32	11,93	7,04	4,92	71,42	4,67
Streptomycinmycel E_{16}	94,97	11,99	6,68	5,12	71,18	5,03

Der Durchschnitt der Mischungen beträgt im Rohproteingehalt 11,58%. Es ist zu erkennen, daß sich die Futtermischungen im Eiweißgehalt nicht wesentlich unterscheiden. Die Mycelzugabe belief sich in der E_{16}-Gruppe auf 3,6%, um auch von diesem Mycel die entsprechende Rohproteinmenge dem Mischfutter beizusteuern, wobei die Erhöhung von 0,6% auf Kosten des eiweißärmeren Hafermehles vorgenommen wurde.

Die einzelnen Futterstoffe hatten getrennt und in der sorgfältigen Mischung das 1 mm-Sieb zu passieren, um ein homogenes Vermischen zu erreichen und um das Futterverstreuen durch die Tiere auf ein Mindestmaß einzuschränken. Dem gleichen Zweck diente die Verwendung von schon beschriebenen Futtergefäßen mit geneigten Glasröhren [6].

Die Versuchstiere wurden täglich um 8.00 Uhr gewogen. Dazu stand eine empfindliche Citywaage zur Verfügung. Die Wägegenauigkeit betrug 0,5 g. Während der *N-Bilanzperioden*, die nach dem an anderer Stelle vorgeschlagenen, modifizierten Mitchell-Verfahren [6] durchgeführt wurden, geschah das Kot- und Harnabnehmen täglich um 9.00 Uhr. Der Kot wurde in Glasschälchen bei 65° C 48 Stunden getrocknet, danach an der Luft stehen gelassen, genau gewogen, gemahlen und in gut verschlossenen Flaschen aufbewahrt. Die Einwage zur N-Analyse erfolgte möglichst am gleichen Tage.

Der Harn wurde durch ein feines Haarsieb gegossen, auf 200 ccm in einem Meßkolben mit destilliertem Wasser aufgefüllt und gut geschüttelt. Davon gelangten 20 ccm in eine braune Steilbrustflasche mit Schliffstopfen zur Aufbewahrung unter Toluol. Gleiche Teile des verdünnten Harnes der folgenden Tage kamen dazu.

Der Stickstoff im Kot und Harn wurde nach KJELDAHL bestimmt.

Die *Fütterung der Tiere* erfolgte um 11.00 Uhr. In dem Gewichtsintervall von etwa 70—180 g genügte die Futtereinwage einer schon früher angewandten Gleichung [8].

Der *Aufzuchtversuch* erstreckte sich über 185 Tage. Eingeschoben waren die acht Tage der Hauptperiode des N-Bilanzversuches.

Da es sich zeigte, daß, wie weiter unten näher ausgeführt, ein Unterschied in der Gewichtsentwicklung der einzelnen Gruppen im Vergleich zur Agfa-Hefe-Gruppe nicht festgestellt werden konnte, wurden die Ratten am Schluß des Versuches einer *Gesamtkörperanalyse* (ohne Haare) unterzogen.

Dazu war es notwendig, die Tiere nach der Tötung zu brühen, um die Haare abschaben zu können. Danach erfolgte eine Wägung der Körper mit anschließender Verarbeitung im Fleischwolf. Davon kam eine möglichst große Menge genau ausgewogen in den Vakuumtrockenschrank, um bei 50° C zu trocknen. Anschließende Wägung führte zur Bestimmung des Wasserverlustes. Ein Passieren der Substanz durch die Analysenmühle ermöglichte eine ungehinderte Vollanalyse. Auf die Haare konnte in diesem Zusammenhang verzichtet werden, zumal sie einer Zerkleinerung widerstehen und ein Homogenisieren erschweren.

III. Ergebnisse und Diskussion

a. Ergebnisse der N-Bilanzversuchsperioden

Zunächst werden die Versuchsdaten der N-Bilanzperioden gebracht. Alle Werte sind je Tag ausgedrückt und stellen Durchschnittswerte der Sammelperiode dar. Die *biologische Eiweißwertigkeit* wurde nach folgender Formel berechnet:

$$\text{BW}\,\% = \frac{\text{NEB} + \text{N-Bilanz}}{\text{absorbierter N}} \cdot 100$$

Darin ist unter NEB der N-Erhaltungsbedarf zu verstehen, der sich aus der Addition des EHN = endogener Harn-N und dem DVN = Darmverlust-N errechnet [6]. Der NEB und DVN lassen sich nach Formeln (ebendort) für die verschiedenen Gewichte errechnen. In dem ebenfalls angeführten *physiologischen Nutzwert* (PNu%) ist die Bezugsgröße der biologischen Eiweißwertigkeit, nämlich der „wahrverdaute“ N oder absorbierte N, durch die N-Aufnahme allein ersetzt [8]:

$$\text{PNu}\,\% = \frac{\text{NEB} + \text{N-Bilanz}}{\text{N-Aufnahme}} \cdot 100$$

Das gleiche Ergebnis ist durch eine Multiplikation des BW%-Wertes mit der wahren Verdaulichkeit zu erzielen.

Das Verhältnis von N-Aufnahme zu N-Erhaltungsbedarf (NG : NEB) ist nach unseren früheren Untersuchungen [2, 5, 13, 15] recht wesentlich bei der Bestimmung der biologischen Eiweißwertigkeit, da bei mangelnder Übereinstimmung dieses Quotienten eine Vergleichbarkeit gefundener Werte in Frage gestellt sein kann.

Eine abnehmende BW-Tendenz bei der Verfütterung einzelner Eiweißträger bei steigender Höhe der Proteinaufnahme konnte inzwischen von NEHRING und HAESLER [11] in N-Bilanz-Versuchen bei wachsenden Ratten im Intervall von 4,9–9,9% Protein des Gesamtfutters für Vollei-Protein bestätigt werden, während ARMSTRONG und MITCHELL [1] bei Schweinen für Sojaprotein eine Neigung der N-Verwertungs-Regressionsgeraden erst bei einer über 10% hinausgehenden Proteingabe ermittelten.

Die *Trockensubstanzaufnahme,* ausgedrückt in Relativzahlen, ergibt sich durch die Division der beobachteten Trockensubstanzaufnahme durch die nach der bereits genannten Gleichung errechneten [8].

Die Versuchsdaten der N-Bilanzversuche sind für die einzelnen Gruppen in den Tabellen 3–6 niedergelegt.

Die gefundenen biologischen Eiweißwertigkeiten wurden einer *statistischen Auswertung* unterzogen, deren Ergebnis nachstehend aufgeführt ist (LINDER [9]):

Streuung	FG	SQ	DQ	F	$F_{0,05}$
Zwischen den Gruppen	3	116,31	38,74	2,66	2,922
Innerhalb der Gruppen	30	437,51	14,58	—	—
Insgesamt	33	553,82	—	—	—

Auf Grund der einfachen Streuungszerlegung kann gesagt werden, daß ein *Unterschied* zwischen den Mischfuttern mit Agfa-Hefe, Penicillinmycel, Streptomycinmycel F_8 und Streptomycinmycel E_{16} *in der biologischen Eiweißwertigkeit nicht besteht.* Es ergab sich ein Durchschnittswert von 66,71% für sämtliche Gruppen.

Die Gruppe mit Beigabe von Streptomycinmycel E_{14} hat so negativ reagiert, daß die Durchführung eines N-Bilanzversuches nicht möglich war. Sie ließen nicht nur erhebliche Futterreste zurück, sondern verstreuten das Futter sehr stark.

b. Ergebnisse des Aufzuchtversuches

Nachstehend werden die Ergebnisse des Aufzuchtversuches gebracht. Wesentlich erscheint dabei die Kontrolle des Futterverzehrs. Da diese Voraussetzung bei der Gruppe mit dem Streptomycinmycel-E_{14}-Zusatz nicht gegeben war, wird auf diese Gruppe nicht näher eingegangen. Die Tiere kümmerten und hielten mit den anderen Gruppen in keiner Weise Schritt.

Für die anderen 4 Gruppen finden sich die notwendigen Werte des Aufzuchtversuches in den Tabellen 7–10. Dabei ist es zunächst notwendig, die Anfangsgewichte einem statistischen Vergleich zu unterziehen. Die Streuungszerlegung ergibt folgendes Resultat:

(Siehe nach den Tabellen.)

Tabelle 3: *Versuchsdaten des N-Bilanzversuches der Gruppe mit Agfa-Hefe-Zusatz*

Nr.	Gewicht g	Tr.S.-A. %	N-Aufnahme mg	Kot-N mg	Harn-N mg	N-Bilanz mg	BW %	NG/NEB	scheinb. VQ %	wahrer VQ %	PNu %
2	83,5	99,87	159,40	36,97	67,24	55,19	67,43	3,89	76,81	89,44	60,31
3	84,5	99,38	160,20	34,79	65,84	59,57	69,20	3,88	78,28	90,96	62,95
4	86,5	100,24	165,20	40,55	75,64	49,01	62,57	3,94	75,45	87,97	55,04
5	104,0	99,69	194,40	48,08	83,35	62,97	64,91	4,10	75 27	87,49	56,79
6	130,5	100,25	240,80	52,77	94,27	93,76	68,90	4,36	78,09	89,80	61,87
7	132.5	99,84	243,20	65,29	88,95	88,96	70,11	4,36	73,15	84,89	59,51
8	143,5	100,15	262,40	59,51	108,98	93,91	65,50	4,46	77,32	88,87	58,21
9	127,5	100,42	236,20	49,54	88,95	97,71	70,93	4,34	79,03	90,76	64,38
Durchschnitt		99,98					67,44	4,17	76,67	88,77	59,88

Tabelle 4: *Versuchsdaten des N-Bilanzversuches der Gruppe mit Zusatz von Penicillinmycel*

Nr.	Gewicht g	Tr.S.-A. %	N-Aufnahme mg	Kot-N mg	Harn-N mg	N-Bilanz mg	BW %	NG/NEB	scheinb. VQ %	wahrer VQ %	PNu %
10	100,0	100,21	188,60	41,07	72,84	74,69	70,86	4,08	78,22	90,46	64,10
11	111,5	99,90	207,80	50,63	88,67	68,50	64,86	4,18	75,64	87,69	56,88
12	121,0	99,46	223,00	46,21	95,95	80,84	65,54	4,25	79,28	91,23	59,79
13	115,0	100,65	215,40	47,22	81,25	86,93	71,02	4,25	78,08	89,98	63,91
14	105,0	99,70	196,20	41,69	78,86	75,65	69,14	4,11	78,75	90,95	62,88
15	128,5	100,59	238,20	52,05	95,25	90,90	68,00	4,36	78,15	89,86	61,10
16	138,5	99,68	252,80	54,21	87,27	111,32	73,99	4,40	78,56	90,23	66,76
17	153,5	100,29	279,60	60,72	99,18	119,69	72,28	4,54	78,28	89,69	64,83
18	132,5	99.92	243,40	55,60	102,26	85,54	65,32	4,36	77,16	88,88	58,06
Durchschnitt		100,0					69,00	4,28	78,01	89,89	62,03

Tabelle 5: *Versuchsdaten des N-Bilanzversuches der Gruppe mit Zusatz von Streptomycinmycel F_8*

Nr.	Gewicht g	Tr.S.-A. %	N-Aufnahme mg	Kot-N mg	Harn-N mg	N-Bilanz mg	BW %	NG/NEB	scheinb. VQ %	wahrer VQ %	PNu %
28	95,5	100,78	171,80	44,79	78,16	48,85	62,72	3,84	73,93	86,90	54,50
29	100,0	100,32	178,42	47,30	65,84	65,28	72,30	3,86	73,49	86,42	62,48
30	113,0	101,81	202,42	49,98	84,47	67,97	66,45	4,04	75,31	87,81	58,35
31	99,0	99,57	175,39	42,45	78,16	54,78	64,60	3,82	75,80	88,85	57,40
32	96,0	100,00	171,23	45,39	72,14	53,70	66,56	3,81	73,49	86,56	57,61
33	107,5	99,90	189.76	48,78	81,95	59,03	65,03	3,91	74,29	87,14	56,66
34	98,0	100,11	174,82	46,33	72,84	55,65	66,94	3,84	73,50	86,49	57,90
35	87,5	99,88	157,25	35,96	79,85	41,74	58,87	3,72	77,13	90,39	53,21
36	107,0	99,70	188,62	48,18	68,64	71,80	72,94	3,90	74,46	87,33	63,69
Durchschnitt		100,23					66,27	3,86	74,60	87,54	57,98

Tabelle 6: *Versuchsdaten des N-Bilanzversuches der Gruppe mit Zusatz von Streptomycinmycel E_{16}*

Nr.	Gewicht g	Tr.S.-A. %	N-Aufnahme mg	Kot-N mg	Harn-N mg	N-Bilanz mg	BW %	NG/NEB	scheinb. VQ %	wahrer VQ %	PNu %
37	115,0	99,91	200,97	56,48	88,95	55,54	62,46	3,96	71,90	84,65	52,88
38	130,0	100,00	225,04	61,13	102,96	60.95	60,41	4,09	72,84	85,34	51,56
39	130,0	99,75	224,47	59,47	110,31	54,69	56,83	4,08	73,51	86.04	48,90
40	118,5	101,46	209,62	57.61	91,05	60,96	63,24	4,06	72,52	85,03	53,77
41	133,0	100,41	230,68	57,29	—	—	—	4,12	75,16	87,57	—
42	117,5	100,64	206,42	53,72	90,70	62,00	63,48	4,01	73,98	86,60	54,97
43	120,5	100,09	210,00	53,36	88,60	68,04	65,71	4,01	74,59	87,24	57,32
44	110,5	100,48	194,77	48,73	73,31	76,70	71,44	3,94	74,98	87,75	62,70
45	110,0	100.49	194,02	52,13	78,36	47,61	67,66	3,94	73,18	85,91	58,12
Durchschnitt		100,36					63,90	4,02	73,63	86,24	55,03

Tabelle 7: *Aufzuchtversuchsergebnisse der Agfa-Hefe-Gruppe*

Ratten	Nr.		2	3	4	5	6	7	8	9	Durch-schnitt
Anfangsgewicht	g		46,0	47,5	43,5	41,0	48,5	55,5	58,0	51,5	48,94
Endgewicht	g		254,0	196,0	250,0	238,0	296,0	247,0	273,0	262,0	252,00
Zuwachs	g		208,0	148,5	206,5	197,0	247,5	191,5	215,0	210,5	203,06
Futteraufnahme (Tr. S.)	g		2045,97	1781,57	1926,72	1908,97	2231,14	2007,65	2173,40	2115,65	2023,88
Zuwachs/2000 g Tr.S.-A.	g		203,33	166,71	214,35	206,39	221,86	190,77	197,85	198,99	200,03
Anfangsgewicht plus Zuwachs/2000 g Tr.S.-A.	g		249,33	214,21	257,85	247,39	270,36	246,27	255,85	250,49	248,97

Tabelle 8: *Aufzuchtversuchsergebnisse der Penicillinmycel-Gruppe*

Ratten	Nr.	10	11	12	13	14	15	16	17	18	Durch-schnitt
Anfangsgewicht	g	41,0	47,0	49,0	44,5	40,0	46,5	54,5	56,0	51,0	47,72
Endgewicht	g	224,0	247,0	220,5	241,5	239,0	258,0	223,0	259,0	253,5	240,61
Zuwachs	g	183,0	200,0	171,5	197,0	199,0	211,5	168,5	203,0	202,5	192,89
Futteraufnahme (Tr. S.)	g	1920,53	2069,63	2047,55	2133,16	1887,02	2144,72	2043,11	2078,62	2045,08	2041,05
Zuwachs/2000 Tr.S.-A.	g	190,57	193,27	167,52	184,70	210,91	197,23	164,94	195,32	198,04	189,16
Anfangsgewicht plus Zuwachs/2000 g Tr.S.-A.	g	231,57	240,57	216,52	229,20	250,91	243,73	219,44	251,32	249,04	236,87

Tabelle 9: *Aufzuchtversuchsergebnisse der Streptomycinmycel-F_8-Gruppe*

Ratten	Nr.	28	29	30	31	32	33	34	35	36	Durchschnitt
Anfangsgewicht	g	49,0	57,5	65,5	52,5	48,5	58,0	54,0	42,0	56,0	53,66
Endgewicht	g	255,5	279,5	267,0	257,0	231,0	245,5	279,0	269,0	241,5	258,33
Zuwachs	g	206,5	222,0	201,5	204,5	182,5	187,5	225,0	227,0	185,5	204,67
Futteraufnahme (Tr. S.)	g	2245,77	2309,62	2295,19	2094,34	2065,07	2051,24	2240,39	2145,26	2029,07	2163,99
Zuwachs 2000 g Tr.S.-A	g	183,90	192,24	175,58	195,29	176,75	182,82	200,86	211,63	182,84	189,10
Anfangsgewicht plus Zuwachs/2000 g Tr.S.-A.	g	232,90	249,74	241,08	247,79	225,25	240,82	254,86	253,63	238,84	242,77

Tabelle 10: *Aufzuchtversuchsergebnisse der Streptomycinmycel-E_{16}-Gruppe*

Ratten	Nr.	37	38	39	40	41	42	43	44	45	Durchschnitt
Anfangsgewicht	g	53,5	53,5	51,5	52,0	52,5	51,5	44,5	39,0	42,0	48,89
Endgewicht	g	271,0	268,5	288,0	259,5	303,0	272,5	267,5	233,0	260,5	269,28
Zuwachs	g	217,5	215,0	236,5	207,5	250,5	221,0	223,0	194,0	218,5	220,39
Futteraufnahme (Tr S.)	g	2111,76	2157,02	2079,87	2056,38	2266,21	2079,49	2089,48	1872,21	1976,83	2076,94
Zuwachs/2000 g Tr.S. A.	g	205,99	199,35	227,42	201,81	221,07	212,55	213,45	207,24	221,06	212,21
Anfangsgewicht plus Zuwachs/2000 g Tr.S.-A.	g	259,49	252,85	278,92	253,81	273,57	264,05	257,95	246,24	263,06	261,10

Streuung	FG	SQ	DQ	F	$F_{0,05}$
Zwischen den Gruppen	3	186,80	62,27	1,858	2,91
Innerhalb der Gruppen	31	1039,17	33,52		
Insgesamt	34	1225,97			

Es ist zu erkennen, daß keine gesicherten Unterschiede zwischen den Anfangsgewichten der einzelnen Gruppen bestehen. Deshalb kann ohne weiteres eine Prüfung der Endgewichte vorgenommen werden.

Streuung	FG	SQ	DQ	F	$F_{0,05}$
Zwischen den Gruppen	3	3869,34	1289,78	3,088	2,91
Innerhalb der Gruppen	31	12945,95	417,61		
Insgesamt	34	16815,29			

Eine Prüfung der Mittelwertsdifferenzen mit dem t-Test ergibt nur für die Penicillinmycelgruppe ein gesichert niedrigeres Endgewicht zur Streptomycinmycel-E_{16}-Gruppe.

Für den *Zuwachs in Gramm* gelten dementsprechend die gleichen Ergebnisse. Es liegt nun weiter nahe zu prüfen, ob zwischen den einzelnen Gruppen Unterschiede in der Tr.-S.-Aufnahme während der 185 Versuchstage bestehen. Die Auswertung ergibt folgendes:

Streuung	FG	SQ	DQ	F
Zwischen den Gruppen	3	102291,42	34097,14	2,59
Innerhalb der Gruppen	31	408445,86	13175,67	
Insgesamt	34	510737,28		

Ein Vergleich des gefundenen F-Wertes mit dem F-Wert = 2,91 für P = 5% ergibt, daß zwischen den Futteraufnahmen keine statistisch gesicherten Unterschiede bestehen. Daher war es möglich, den jeweiligen *Zuwachs der Einzeltiere auf einen gleichmäßigen Futterverzehr von 2000 g Trockensubstanz zu bereinigen* (siehe Tabelle 7–10).

Das jeweilige Anfangsgewicht ergibt mit dem bereinigten Zuwachs das bereinigte Endgewicht, das ebenfalls in den genannten Tabellen mit aufgeführt ist.

Im folgenden werden die *bereinigten Endgewichte* einer *statistischen Prüfung* unterzogen.

Streuung	FG	SQ	DQ	F	$F_{0,01}$
Zwischen den Gruppen	3	2897,46	965,82	6,20	4,49
Innerhalb der Gruppen	31	4826,21	155,68		
Insgesamt	34	7723,67			

Danach bestehen gesicherte Unterschiede zwischen den Gruppen. Es sei hier auf die Abb. 1 hingewiesen, die die bereinigten Endgewichte zur Grundlage hat.

Auf Grund der Prüfung über den t-Test läßt sich das höhere Gewicht der Streptomycinmycel-E_{16}-Gruppe von 261,10 g statistisch gegen alle drei anderen Gruppen sichern, während zwischen den anderen Gruppen keine gesicherten Unterschiede bestehen.

Wesentlich erscheint nun die *Zusammensetzung der Ratten der einzelnen Gruppen.* Deshalb wird zunächst in den Tabellen 11–14 die prozentuale Zusammensetzung der einzelnen Ratten aufgeführt.

Ehe auf einen Vergleich der Durchschnittsergebnisse der Körperanalysenwerte der einzelnen Gruppen (bezogen auf 100 g Frischsubstanz) eingegangen werden soll, sei noch ein anderer Weg beschritten, da eine Gegenüberstellung von Körperanalysenwerten, ob auf Trockensubstanz oder auf Frischsubstanz bezogen, im vorliegenden Falle in keiner Weise allein zu wirklichen Aussagen führen kann. Wesentlicher erscheinen die *Werte der Körperzusammensetzung in absoluten Zahlen.* Auf Grund der bereinigten Endgewichte und der Analysenwerte lassen sich die durchschnittlichen Gewichte der Gruppen in ihre Einzelbestandteile aufteilen. Die auf diese genannte Weise ermittelten Zahlenwerte in g sollen eine

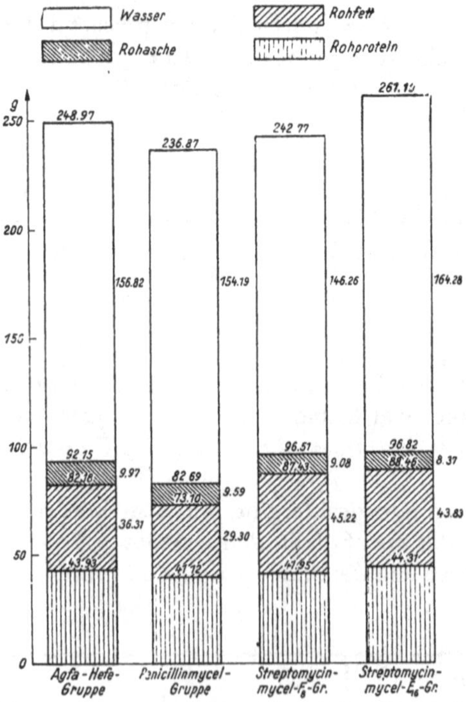

Abb. 1

Besprechung gemeinsam mit den Prozentwerten erfahren. Dementsprechend werden nachstehend in den Tabellen 15–18 die *Zusammensetzungen der bereinigten Endgewichte der Einzeltiere* angegeben. Die daraus errechneten Durchschnittswerte der Gruppen sind der Abb. 1 zugrunde gelegt.

Tabelle 11: *Körperanalysenwerte der Agfa-Hefe-Gruppe (bezogen auf 100 g Frischsubstanz)*

Ratten Nr.			2	3	4	5	6	7	8	9	Durchschnitt
Wasser	%		63,52	66,77	62,87	62,02	62,71	62,91	61,28	62,42	63,06
Trockensubstanz	%		36,48	33,23	37,13	37,98	37,29	37,09	38,72	37,58	36,94
Org. Substanz	%		32,28	28,70	33,23	33,92	33,56	33,19	34,67	33,81	32,92
Rohasche	%		4,20	4,53	3,90	4,06	3,73	3,90	4,05	3,77	4,02
Rohprotein	%		18,25	17,84	18,12	17,68	16,94	18,03	17,11	17,28	17,66
Rohfett	%		13,03	9,43	14,18	15,23	15,18	14,89	17,54	16,36	14,48

Tabelle 12: *Körperanalysenwerte der Penicillinmycel-Gruppe (bezogen auf 100 g Frischsubstanz)*

Ratten Nr.		10	11	12	13	14	15	16	17	18	Durchschnitt
Wasser	%	66,18	65,33	65,35	67,03	65,76	63,98	63,59	63,70	64,98	65,10
Trockensubstanz	%	33,82	34,67	34,65	32,97	34,24	36,02	36,41	36,30	35,02	34,90
Org. Substanz	%	30,00	30,52	30,07	28,61	30,25	31,67	32,24	32,93	31,26	30,84
Rohasche	%	3,82	4,15	4,58	4,36	3,99	4,35	4,17	3,37	3,76	4,06
Rohprotein	%	16,95	16,55	19,19	17,63	17,48	17,89	16,92	—	17,43	17,50
Rohfett	%	12,85	12,19	10,86	10,68	11,78	12,51	13,52	14,28	12,46	12,35

Tabelle 13: *Körperanalysenwerte der Streptomycinmycel-F_8-Gruppe (bezogen auf 100 g Frischsubstanz)*

Ratten Nr.		28	29	30	31	32	33	34	35	36	Durchschnitt
Wasser	%	62,19	60,50	60,82	58,54	60,78	60,94	59,36	58,11	61,29	60,28
Trockensubstanz	%	37,81	39,50	39,18	41,46	39,22	39,06	40,64	41,89	38,71	39,72
Org. Substanz	%	34,05	35,88	35,47	37,58	35,61	35,20	37,14	38,11	34,78	35,98
Rohasche	%	3,76	3,62	3,71	3,88	3,61	3,86	3,50	3,78	3,93	3,74
Rohprotein	%	17,23	17,80	16,54	17,82	17,28	17,94	16,37	16,99	17,59	17,28
Rohfett	%	18,16	19,29	18,00	19,96	18,34	16,63	19,53	20,50	16,99	18,60

Tabelle 14: *Körperanalysenwerte der Streptomycinmycel-E_{16}-Gruppe (bezogen auf 100 g Frischsubstanz)*

Ratten Nr.		37	38	39	40	41	42	43	44	45	Durchschnitt
Wasser	%	67,88	64,97	59,26	66,31	61,58	59,02	61,44	64,96	61,50	62,99
Trockensubstanz	%	32,12	35,03	40,74	33,69	38,42	40,98	38,56	35,04	38,50	37,01
Org. Substanz	%	28,33	31,57	37,57	30,53	36,20	37,69	35,30	31,25	35,71	33,79
Rohasche	%	3,79	3,46	3,17	3,16	2,22	3,29	3,26	3,79	2,79	3,21
Rohprotein	%	16,28	17,18	16,70	17,46	17,17	16,68	17,14	17,62	16,56	16,98
Rohfett	%	11,73	14,64	20,65	13,98	19,52	20,92	17,20	13,23	18,36	16,69

Tabelle 15: *Zusammensetzung der bereinigten Endgewichte der Agfa-Hefe-Gruppe*

Ratten Nr.		2	3	4	5	6	7	8	9	Durchschnitt
Gewicht	g	249,33	214,21	257,85	247,39	270,36	246,27	255,85	250,49	248,97
Wasser	g	158,37	143,03	162,11	153,43	169,54	154,93	156,78	156,36	156,82
Trockensubstanz	g	90,96	71,18	95,74	93,96	100,82	91,34	99,07	94,13	92,15
Rohasche	g	10,47	9,70	10,06	10,04	10,08	9,60	10,37	9,44	9,97
Org. Substanz	g	80,49	61,48	85,68	83,92	90,74	81,74	88,70	84,69	82,18
Rohprotein	g	45,50	38,22	46,72	43,74	45,80	44,40	43,78	43,28	43,93
Rohfett	g	32,49	20,20	36,56	37,68	41,04	36,67	44,88	40,98	36,31

Tabelle 16: *Zusammensetzung der bereinigten Endgewichte der Penicillinmycel-Gruppe*

Ratten Nr.		10	11	12	13	14	15	16	17	18	Durchschnitt
Gewicht	g	231,57	240,27	216,52	229,20	250,91	243,73	219,44	251,32	249,04	236,87
Wasser	g	153,25	156,97	141,50	153,63	165,00	155,94	139,54	160,09	161,83	154,19
Trockensubstanz	g	78,32	83,30	75,02	75,57	85,91	87,79	79,90	91,23	87,21	82,69
Rohasche	g	8,85	9,97	9,92	9,99	10,01	10,60	9,15	8,47	9,36	9,59
Org. Substanz	g	69,47	73,33	65,10	65,57	75,90	77,19	70,75	82,76	77,85	73,10
Rohprotein	g	39,25	39,76	41,55	40,41	43,86	43,60	37,13	—	43,41	41,12
Rohfett	g	29,76	29,29	23,51	24,48	29,56	30,49	29,67	35,89	31,03	29,30

Tabelle 17: *Zusammensetzung der bereinigten Endgewichte der Streptomycinmycel-F_8-Gruppe*

Ratten Nr.		28	29	30	31	32	33	34	35	36	Durchschnitt
Gewicht	g	232,90	249,74	241,08	247,79	225,25	240.82	254,86	253,63	238,84	242,77
Wasser	g	144,84	151,09	146,62	145,06	136,91	146,76	151,28	147,38	146,38	146,26
Trockensubstanz	g	88,06	98,65	94,46	102,73	88,34	94,06	103,58	106,25	92,46	96,51
Rohasche	g	8,76	9,04	8,94	9,61	8,13	9,30	8,92	9,59	9,39	9,08
Org. Substanz	g	79,30	89.61	85,52	93,12	80,21	84,76	94.66	96,66	83,07	87,43
Rohprotein	g	40,13	44,45	39,87	44,16	38,92	43,20	41,72	43,09	42,01	41,95
Rohfett	g	42,29	48,17	43,39	49,46	41,31	40,05	49,77	51,99	40,58	45,22

Tabelle 18: *Zusammensetzung der bereinigten Endgewichte der Streptomycinmycel-E_{16}-Gruppe*

Ratten Nr.		37	38	39	40	41	42	43	44	45	Durchschnitt
Gewicht	g	259,49	252,85	278,92	253,81	273,57	264.05	257,95	246,24	263,06	261,10
Wasser	g	176,14	164,28	165,29	168,30	168,46	155,84	158,48	159,96	161,78	164,28
Trockensubstanz	g	83,35	88,57	113,63	85,51	105,11	108.21	99.47	86,28	101,28	96,82
Rohasche	g	9,83	8,75	8,84	8,02	6,08	8,69	8,41	9,33	7,34	8,37
Org. Substanz	g	73,52	79,82	104,79	77,49	99,03	99,52	91,06	76,95	93,94	88,46
Rohprotein	g	42,24	43,44	46,58	44,32	46.97	44,04	44,21	43,39	43,56	44,31
Rohfett	g	30,44	37,02	57,60	35,48	53,40	55,24	44,37	32,58	48,30	43,83

Bei einem Vergleich der Streptomycinmycel-Gruppen auf der Abbildung 1 fällt sofort die Übereinstimmung in der Trockensubstanz auf, während doch das Endgewicht der Streptomycinmycel-E_{16}-Gruppe gesichert höher ist. Es liegt hier demnach eine geringere Wasserretention bei der Streptomycinmycel-F_8-Gruppe vor. Außerdem sei auf die Gleichmäßigkeit der Proteinwerte und auf den Unterschied in den Fettmengen zwischen allen Gruppen hingewiesen.

Die Besprechung der Einzelheiten und die Frage, inwieweit derartige Aussagen mit statistischer Sicherheit gemacht werden können, soll an Hand der Darstellung der einzelnen Fraktionen erfolgen. Dementsprechend wird zunächst auf eine Gegenüberstellung der *durchschnittlichen Wasserwerte* eingegangen (siehe Abbildung 2).

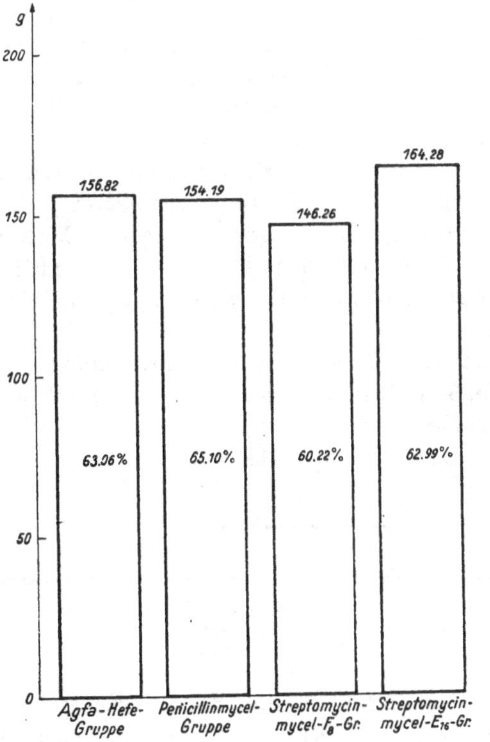

Abb. 2

Mit den Werten der Tabellen 11–14 ist zunächst die Frage zu prüfen, inwieweit *Unterschiede in dem prozentualen Wassergehalt* bestehen. Die Prüfung wurde jedoch nur mit den Trockensubstanzprozentwerten durchgeführt und ist in einer Streuungszerlegung bei der Besprechung der Abbildung 3 wiedergegeben. Danach ergeben sich folgende Zusammenhänge: Der prozentuale Wassergehalt der Streptomycinmycel-F_8-Gruppe ist gesichert niedriger als der aller anderen Gruppen. Werden als Vergleichsbasis die Werte der Agfa-Hefe-Gruppe zugrunde gelegt, so zeigt sich ein höherer Wassergehalt in % bei der Penicillinmycel-Gruppe; ebenso liegt der Wert höher als der der Streptomycinmycel-E_{16}-Gruppe.

Auf Grund der Einzelwerte für den absoluten Wasseranteil am bereinigten Endgewicht (Tabelle 15–18) kann folgende Streuungszerlegung durchgeführt werden:

Streuung	FG	SQ	DQ	F
Zwischen den Gruppen	3	1491,18	497,06	10,69
Innerhalb der Gruppen	31	1441,46	46,50	
Insgesamt	34	2932,64		

Da der Wert von $F_{0,001} = 7{,}01$ überschritten wird, sind *statistisch gesicherte Unterschiede zwischen den Gruppen* vorhanden. Die Streptomycinmycel-E_{16}-Gruppe enthält mehr Wasser als andere Gruppen, während die Streptomycinmycel-F_8-Gruppe gesichert weniger als alle anderen enthält.

Es muß jetzt nochmals auf die bereinigten Endgewichte (Abb. 1) und die oben genannte Verschiedenheit der Wasserprozentgehalte hingewiesen werden. So erscheint es nicht verwunderlich, daß die Streptomycinmycel-E_{16}-Gruppe einen höheren Wasseranteil als alle anderen Gruppen hat, da auch das Endgewicht am höchsten lag und der Wasserprozentgehalt eine Mittelstellung einnahm. Wesentlicher ist die gesichert niedriger liegende Wassermenge der Streptomycinmycel-F_8-Gruppe, die auf Grund des relativ niedrig liegenden Wasserprozentwertes resultiert. So besitzt sie weniger Wasser als die leichtere Penicillinmycel-Gruppe.

Anschließend sollen die *Trockensubstanzwerte* einem Vergleich unterzogen werden. In der Abb. 3 sind diese Zusammenhänge graphisch dargestellt.

Den aufgeführten Durchschnittswerten liegen wieder die Einzelprozentwerte der Tabellen 11–14 zugrunde. Mit diesen Zahlen läßt sich folgende Streuungszerlegung durchführen:

Streuung	FG	SQ	DQ	F	$F_{0,01}$
Zwischen den Gruppen	3	105,49	35,16	8,86	7,01
Innerhalb der Gruppen	31	123,07	3,97		
Insgesamt	34	228,56			

Der *Trockensubstanzgehalt in %* von der Streptomycinmycel-E_{16}-Gruppe ist dem der Agfa-Hefe-Gruppe gleich, wohl aber niedriger als der der Streptomycinmycel-F_8-Gruppe und höher als der der Penicillinmycel-Gruppe. Die Streptomycinmycel-F_8-Gruppe besitzt einen höheren Trockensubstanzgehalt als alle anderen, und die Penicillinmycel-Gruppe einen tieferen.

Die durchschnittlichen absoluten Trockensubstanzmengen der einzelnen Gruppen (Tab. 15–18) lassen sich ebenfalls einer Streuungszerlegung unterziehen:

Streuung	FG	SQ	DQ	F	$F_{0,01}$
Zwischen den Gruppen	3	1171,90	390,63	5,50	4,49
Innerhalb der Gruppen	31	2200,81	70,99		
Insgesamt	34	3372,71			

Es liegen danach gesicherte Unterschiede vor. Die von den Tieren der *Penicillinmycel-Gruppe* erbrachte *Trockensubstanzmenge bleibt gesichert hinter den* sich nicht unterscheidenden *anderen Gruppen zurück.*

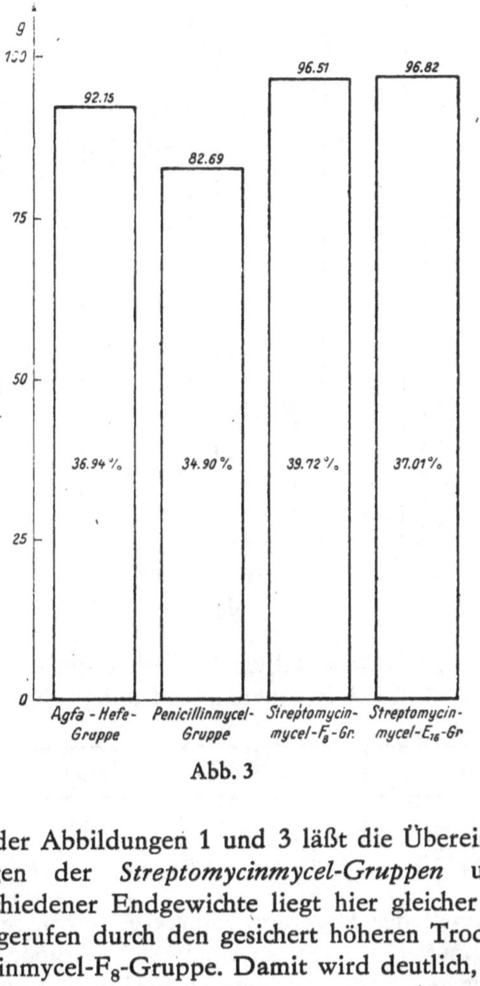

Abb. 3

Eine Betrachtung der Abbildungen 1 und 3 läßt die Übereinstimmung in den Trockensubstanzmengen der *Streptomycinmycel-Gruppen* untereinander erkennen. Trotz verschiedener Endgewichte liegt hier gleicher Trockensubstanz-„Ertrag“ vor, hervorgerufen durch den gesichert höheren Trockensubstanzgehalt in % der Streptomycinmycel-F_8-Gruppe. Damit wird deutlich, daß ein einfacher Vergleich von Endgewichten bei einem Fütterungsversuch zu falschen Schlüssen führen kann. Doch ein Vergleich der Trockensubstanzen genügt auch nicht, sondern es müssen noch Rohfett, Rohprotein und Rohasche bestimmt werden. Bei der Penicillinmycel-Gruppe wird der krasse Abfall der Trockensubstanz durch das an sich schon geringe Endgewicht und durch den gesichert tiefer liegenden Trockensubstanzprozentgehalt hervorgerufen. Hingewiesen sei noch auf die über 4 g höhere Trockensubstanzmenge der Streptomycinmycel-F_8-Gruppe zur Agfa-Hefe-Gruppe, obwohl sich doch die Endgewichte entgegengesetzt verhalten.

Im folgenden werden die *Rohaschewerte* gegenüber gestellt. In der Abbildung 4 erfolgt ihre graphische Darstellung.

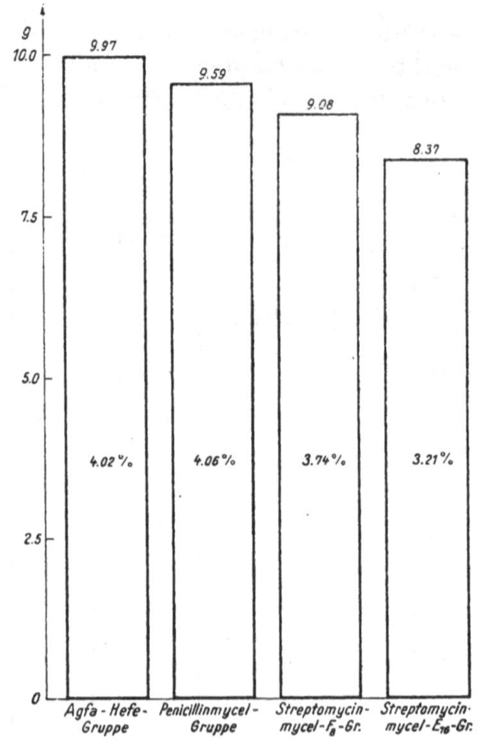

Abb. 4

Es handelt sich bei den dargestellten %-Werten um Durchschnitte der Einzelwerte der Tabellen 11–14. Die Streuungszerlegung erbringt folgende Daten:

Streuung	FG	SQ	DQ	F	$F_{0,001}$
Zwischen den Gruppen	3	4,01	1,34	11,17	7,01
Innerhalb der Gruppen	31	3,65	0,12		
Insgesamt	34	7,66			

Der *Rohaschegehalt* der Streptomycinmycel-E_{16}-Gruppe ist niedriger als der aller anderen Gruppen. Die Streptomycinmycel-F_8-Gruppe zeigt die gleiche Tendenz, obschon sie gerade noch innerhalb der Fehlergrenze zu den Penicillinmycel- und Agfa-Hefe-Gruppen liegt. Ohne die Werte der Streptomycinmycel-E_{16}-Gruppe läßt sich dieser Unterschied sichern.

In gleicher Weise werden die *absoluten Rohaschemengen* einem Vergleich unterzogen (Tab. 15–18).

Streuung	FG	SQ	DQ	F	$F_{0,001}$
Zwischen den Gruppen	3	12,49	4,16	8,00	7,01
Innerhalb der Gruppen	31	16,27	0,52		
Insgesamt	34	28,76			

Danach haben die Streptomycinmycel-E_{16}-Ratten weniger Rohasche als alle anderen Gruppen, während die Streptomycinmycel-F_8-Ratten nur gesichert weniger Rohasche besitzen als die Agfa-Hefe-Ratten.

Eine *zusammenfassende Betrachtung der Rohaschewerte* läßt erkennen, daß hier die Streptomycinmycel-E_{16}-Gruppe relativ und absolut die geringsten Werte aufweist, obwohl diese Gruppe das höchste Endgewicht zeigte. Die verwischte Tendenz der Relativzahlen bei der Streptomycinmycel-F_8-Gruppe kommt in den absoluten Mengen durch das niedrigere Endgewicht im Vergleich zur Agfa-Hefe-Gruppe hervor. Die an sich schon schlechtere Penicillinmycel-Gruppe verliert durch ihren hohen Rohaschegehalt noch mehr an Wert.

Da die Rohaschemengen der sich in den Trockensubstanzwerten dargestellten Tendenz nicht zuwider laufen, sondern diese noch deutlicher machen, erscheinen die Gegensätze in klarer Weise bei der Betrachtung der Org. Substanz.

Nachstehend erfolgt die graphische Gegenüberstellung der *Werte für die Org. Substanz* in der Abbildung 5.

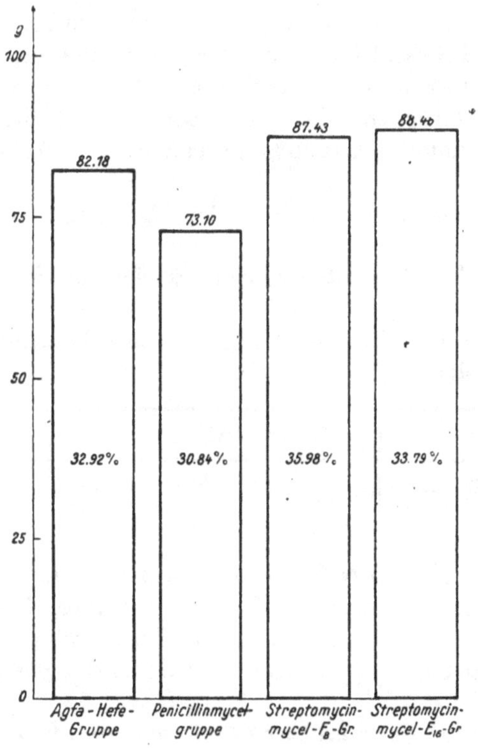

Abb. 5

Die Einzelprozentwerte, die den dargestellten Durchschnitten zugrunde liegen, finden sich in den Tabellen 11-14. Ihre Streuungszerlegung wird im folgenden durchgeführt und läßt erkennen, daß gesicherte Unterschiede bestehen müssen.

Streuung	FG	SQ	DQ	F	$F_{0,001}$
Zwischen den Gruppen	3	122,18	40,73	8,68	7,01
Innerhalb der Gruppen	31	145,29	4,69		
Insgesamt	34	267,47			

Danach läßt sich zeigen, daß die Streptomycinmycel-F_8-Gruppe einen gesichert höheren Prozentsatz an Org. Substanz besitzt als alle anderen Gruppen. Ebenso ist der Wert der Streptomycinmycel-E_{16}-Gruppe höher als der der Penicillinmycel-Gruppe. Werden mit den gefundenen Relativzahlen und den Endgewichten (s. Abb.1 und Tab. 7-10) die vorliegenden Mengen an Org. Substanz ermittelt und ausgewertet, so resultiert folgende Analyse (Tabellen 15-18):

Streuung	FG	SQ	DQ	F	$F_{0,01}$
Zwischen den Gruppen	3	1330,90	443,63	6,09	4,49
Innerhalb der Gruppen	31	2259,58	72,89		
Insgesamt	34	3590,48			

Mit der Prüfung über t wird die Aussage, die bei dem Trockensubstanzvergleich gemacht wurde, noch bekräftigt. In der Org. Substanz, die die Tiere nach Verzehr von 2 000 g Trockensubstanz enthielten, bleibt die Penicillinmycel-Gruppe hinter den anderen Gruppen weit zurück, während sich die bessere Verwertung bei den Streptomycinmycel-Gruppen gegenüber der Agfa-Hefe-Gruppe nicht sichern läßt.

Nun bleibt noch die *Aufteilung der Org. Substanz in Rohprotein und Rohfett.*

Die Ergebnisse des Rohproteinvergleiches sind in der Abb. 1 und Abb. 6 dargestellt.

Es wird zunächst die Prüfung der gefundenen Prozentzahlen (Tab. 11-14) durchgeführt, die folgende Werte ergibt:

Streuung	FG	SQ	DQ	F	$F_{0,05}$
Zwischen den Gruppen	3	2,23	0,7433	2,144	2,92
Innerhalb der Gruppen	30	10,40	0,3467		
Insgesamt	33	12,63			

Da der errechnete F-Wert tiefer als der entsprechende Tafelwert für $P = 0,05$ liegt, bestehen keine gesicherten Differenzen zwischen den Prozentgehalten an Rohprotein. Die bei dem folgenden Vergleich der Proteinproduktion auftretenden Unterschiede sind demnach im wesentlichen durch das verschiedene Endgewicht hervorgerufen.

So ergibt sich für die *Resultate der Rohproteinproduktion* (Einzelwerte s. Tab. 15-18) das nachstehende Schema:

Streuung	FG	SQ	DQ	F	$F_{0,05}$
Zwischen den Gruppen	3	59,60	19,87	4,34	2,92
Innerhalb der Gruppen	30	137,54	4,58		
Insgesamt	33	197,14			

Mit der darauf basierenden Prüfung der Mittelwertsdifferenzen lassen sich gesicherte Aussagen machen. Es besteht *zwischen der Eiweißmenge der Agfa-Hefe-Gruppe und der Penicillinmycel-Gruppe ein gesicherter Unterschied,*

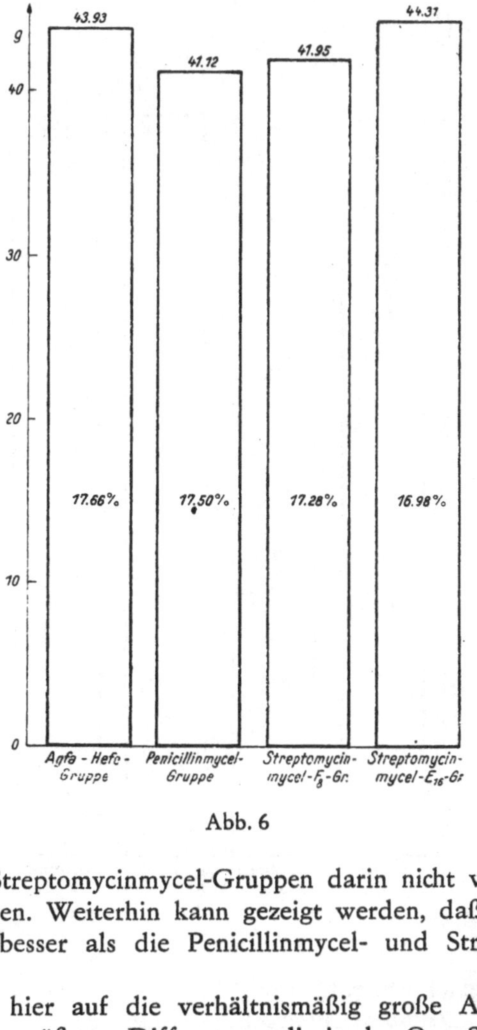

Abb. 6

während sich die Streptomycinmycel-Gruppen darin nicht von der Agfa-Hefe-Gruppe unterscheiden. Weiterhin kann gezeigt werden, daß die Streptomycinmycel-E_{16}-Gruppe besser als die Penicillinmycel- und Streptomycinmycel-F_8-Gruppe ist.

Hingewiesen sei hier auf die verhältnismäßig große Ausgeglichenheit des Proteinansatzes. Die größeren Differenzen, die in der Org. Substanz aufgetreten sind (s. Abb. 5), lassen deshalb besonders krasse Unterschiede zwischen den Rohfettwerten der einzelnen Gruppen erwarten.

Die Gegenüberstellung der gefundenen Fettwerte erfolgt in den Abbildungen 1 und 7.

Die *statistische Prüfung der Rohfettprozentwerte,* die mit den Einzelergebnissen der Tabellen 11–14 durchgeführt wurde, ergibt:

Streuung	FG	SQ	DQ	F	$F_{0,001}$
Zwischen den Gruppen	3	196,90	65,63	12,77	7,01
Innerhalb der Gruppen	31	159,20	5,14		
Insgesamt	34	356,10			

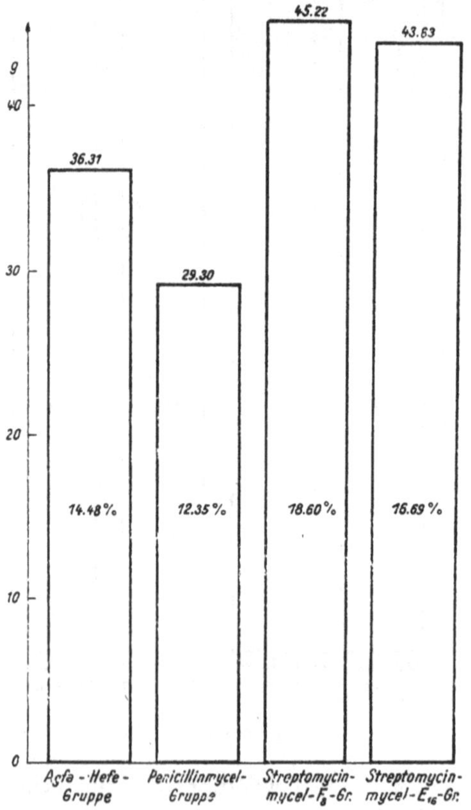

Abb. 7

Nach der weiteren Differenzprüfung läßt sich zeigen, daß der am höchsten gelegene Wert der Streptomycinmycel-F_8-Gruppe mit Ausnahme zur Streptomycinmycel-E_{16}-Gruppe gesichert ist.

Daneben ist nur noch ein Unterschied zwischen der Penicillinmycel-Gruppe und der Streptomycinmycel-E_{16}-Gruppe vorhanden, während die Differenz der Agfa-Hefe-Gruppe zur Penicillinmycel-Gruppe um ein geringes ungesichert bleibt.

Wesentlicher als die Fettprozentwerte erscheint jedoch die *Fettproduktion,* die auf Grund der Einzelwerte der Tabellen 15-18 auf ihre Unterschiede zu prüfen ist.

Streuung	FG	SQ	DQ	F	$F_{0,001}$
Zwischen den Gruppen	3	1460,61	486,87	9,92	7,01
Innerhalb der Gruppen	31	1521,13	49,07		
Insgesamt	34	2981,74			

Mit Hilfe des t-Testes lassen sich die Mittelwerte gegeneinander abgrenzen. Danach sind die *Streptomycinmycel-Gruppen in der Fettproduktion gleich und höher als die anderen beiden Gruppen.* Ebenso ist die *Agfa-Hefe-Gruppe gesichert besser als die Penicillinmycel-Gruppe.* Dieses Endresultat entsteht aus der Verquickung der Rohfettprozent- und Endgewichtsunterschiede.

c. *Zusammenfassende Darstellung der Ergebnisse und Schlußfolgerungen*

Die Versuche zur Prüfung der Ansatzwirkung einiger Abfallmycelien der Antibiotikaherstellung (Jena) im Vergleich zur Agfa-Wolfen-Trockenhefe lassen die nachstehenden Schlußfolgerungen zu.

Zunächst muß auf das völlige Versagen des Streptomycinmycels E_{14} (mit Vitamin B_{12}) hingewiesen werden. Die 3-%ige Zugabe dieses Mycels hatte auf den Futterverzehr einen nicht meßbaren negativen Einfluß, weil die Tiere das Futter in großem Maße verstreuten. Das genannte Mycel muß deshalb für völlig unbrauchbar gehalten werden. Mit den anderen drei geprüften Mycelien ließen sich die Versuche reibungslos durchführen.

Es lag nahe, den Einfluß der Mycel-Beifütterung auf die biologische Eiweißwertigkeit zu prüfen. Die Ergebnisse zeigten, daß keine Unterschiede statistisch zu sichern waren. In diesem Zusammenhang sei auf das Resultat der Körperanalysen hingewiesen, das sich analog im Rohprotein durch relativ große Ausgeglichenheit der Werte auszeichnet (s. Abb. 1 u. 6).

Bei dem Aufzuchtversuch wird besonders deutlich, welchen *Einfluß die Länge des Versuches auf das Endresultat* hat. Ohne auf eine statistische Prüfung der durchschnittlichen Dekadengewichte und ihre Unterschiede einzugehen, sei doch auf die folgende Abbildung 8, die den Gewichtsverlauf im Gruppendurchschnitt bringt, hingewiesen.

So hat jede der drei Mycel-Gruppen in einem bestimmten Zeitintervall des Wachstums gewichtsmäßig einen Vorsprung gegenüber den anderen Gruppen.

Besonders fällt das Nachlassen der Wachstumsintensität bei der Penicillinmycel-Gruppe auf, während die Agfa-Hefe-Gruppe in den letzten vier Dekaden noch erheblich aufholen konnte.

Der *Aufzuchtversuch* erbrachte folgende *zusammenfassende Ergebnisse* (Tab. 19):

Tabelle 19: *Übersicht über die Ergebnisse des Aufzuchtversuches*

Gruppe	Anfangsgewicht g	Endgew. g	Zuwachs g	Tr.S.-Aufn. g	berein. Endgew. (2000) g	Tr.S.-A. je g Zuwachs	mittlerer täglicher Zuwachs g
Agfa-Hefe	48,94	252,00	203,06	2023,88	248,97	10,00	1,10
Pen.Mycel	47,72	240,61	192,89	2041,05	236,87	10,57	1,04
Str.-M.-F_8	53,66	258,33	204,67	2163,99	242,77	10,57	1,11
Str.-M.-E_{16}	48,89	269,28	220,29	2076,94	261,10	9,42	1,19

Die Anfangsgewichte und die Futtertrockensubstanzaufnahmen zeigten keine statistisch gesicherten Differenzen, dadurch konnten die Endgewichte über den Zuwachs bereinigt werden, indem dieser auf eine Futtertrockensubstanzaufnahme von 2 000 g bezogen wurde. Ein Vergleich ließ nur das bereinigte Endgewicht der Streptomycinmycel-E_{16}-Gruppe gesichert höher erscheinen. Entsprechend verhalten sich die durchschnittlichen Futtertrockensubstanzaufnahmen je g Zuwachs und im umgekehrten Sinne die mittleren täglichen Zunahmen.

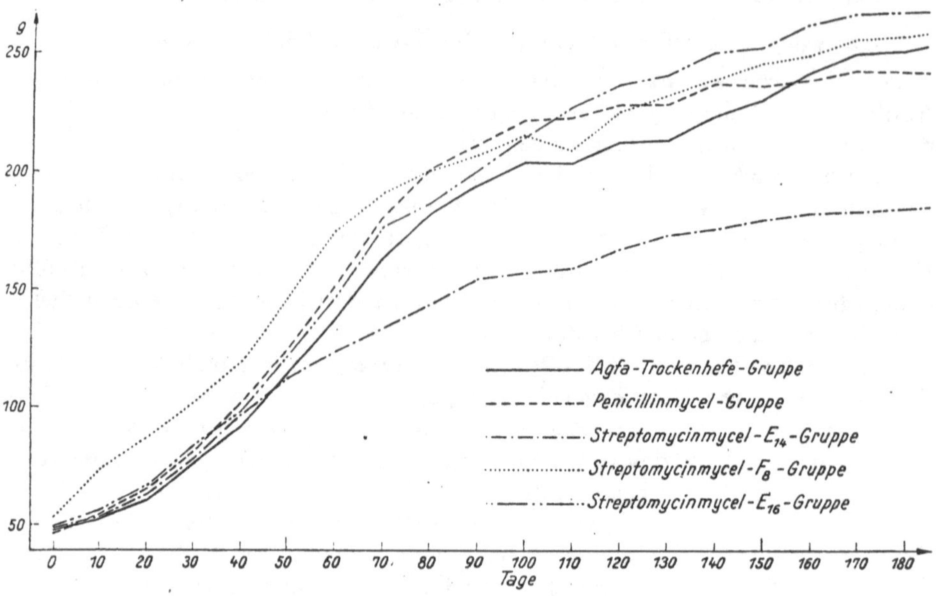

Abb. 8

Die Trockensubstanzaufnahmen liegen pro g Zuwachs ziemlich hoch. Das dürfte seine Ursache in der verhältnismäßig langen Versuchszeit (185 Tage) haben, da der relative Zuwachs mit zunehmendem Alter immer geringer wird (s. MØLLGAARD [10]).

Der Fütterungsversuch erbringt demnach als Ergebnis, daß eine Zugabe des Streptomycinmycel E_{16} eine gesichert bessere Zuwachswirkung hat als die vergleichsweise zugegebene Agfa-Wolfen-Hefe, während die anderen beiden Mycelien der Hefe gleichzusetzen sind.

Aus den vorn besprochenen Einzelergebnissen der Körperanalysen wird jedoch ein ganz *anderes Bild* gezeichnet. Danach treten große *Unterschiede in der Fettproduktion und Wasserretention* auf (Abb. 1).

In der folgenden *Übersicht* (Tab. 20) sollen zusammenfassend die gesicherten Unterschiede der absoluten Zahlen der Körperzusammensetzung eine Darstellung erfahren.

Tabelle 20

Gruppe	Bereinigte Endgew.	Wasser
Agfa-Hefe	248,97	156,82
Pen.Mycel	236.87	154,19
Str.-M.F_8	242,77	146,26
Str.-M.E_{16}	261,10	164,28

Gruppe	Trockensubstanz	Rohasche	Org. Substanz
Agfa-Hefe	92,15	9,97	82,18
Pen.Mycel	82,69	9,59	73,10
Str.-M.F_8	96,51	9,08	87,43
Str.-M.E_{16}	96,82	8,57	88,46

Gruppe	Fett	Protein
Agfa-Hefe	36,31	43,93
Pen.Mycel	29,30	41,12
Str.-M.F_8	45,22	41,95
Str.-M.E_{16}	43,83	44,31

Die Pfeile geben die gesicherten Differenzen an.

Die Org. Substanz verhält sich trotz der Abweichungen in der Rohasche wie die Trockensubstanz. Durch den geringen Wassergehalt der Streptomycinmycel-F_8-Gruppe wird sie in der Org. Substanz der Streptomycinmycel-E_{16}-Gruppe gleich, wenn sich auch die Differenz zur Agfa-Hefe-Gruppe erst bei der Fettproduktion sichern läßt, weil sich im Protein der erwartete Unterschied zwischen der Penicillinmycel- und der Streptomycinmycel-F_8-Gruppe nicht findet und zu einem Unterschied zwischen den Streptomycinmycel-Gruppen wird.

Wird der Wert auf die Proteinproduktion gelegt, so ist das Ergebnis der Endgewichte nicht voll wiederholt, da die Agfa-Hefe-Gruppe nicht schlechter als die Streptomycinmycel-E_{16}-Gruppe ist, sondern ihrerseits besser als die Penicillinmycel-Gruppe und tendenzmäßig besser als die Streptomycinmycel-F_8-Gruppe. Es handelt sich aber hierbei im Gegensatz zur Fettproduktion um geringe Unterschiede (2-3 g).

Vielmehr ins Gewicht fallende Differenzen (bis 15,5 g) sind in den Fettwerten zu finden. Deshalb soll das Endergebnis dahingehend zusammengefaßt werden, daß die Fettproduktion von den beiden Streptomycinmycelien in gleicher Weise (bei ungleicher Wasserretention) im Vergleich zur Agfa-Hefe günstig beeinflußt wird, während das Penicillinmycel auf Grund der Fett- und Proteinproduktion für schlechter als die Agfa-Hefe als Futterzusatz angesehen werden muß.

Daraus ergibt sich, daß ein ausschließlich auf die Endgewichte bezogenes Ergebnis von Fütterungsversuchen zu falschen Schlußfolgerungen führen kann, da es durch Verschiedenheiten in der Wasserretention beeinflußbar ist (MØLLGAARD [10]) und noch keinen Einblick in die Zusammensetzung der Trockensubstanz zuläßt.

IV. Zusammenfassung

Mit fünf Versuchsgruppen von je neun männlichen Albinoratten wurden Abfallmycelien der Antibiotikaherstellung (Jena) als Beifutter im Vergleich zur Agfa-Hefe in ihrer Ansatzwirkung geprüft. Dazu wurde ein langfristiger Aufzuchtversuch (185 Tage) mit einem eingeschobenen N-Bilanz-Versuch durchgeführt.

Im N-Bilanz-Versuch ergaben sich keine statistisch gesicherten Eiweißverwertungsunterschiede zwischen den Gruppen. Für das Eiweiß des Mischfutters konnte eine durchschnittliche biologische Eiweißwertigkeit von 66,71% gefunden werden.

Die Ergebnisse des Aufzuchtversuches ließen sich auf ein bereinigtes Endgewicht (Werte auf 2000 g Trockensubstanzaufnahme abgestimmt) beziehen, da sich die Anfangsgewichte und Futtertrockensubstanzaufnahmen zwischen den Gruppen nicht unterschieden.

Ein Vergleich der bereinigten Endgewichte ließ die Streptomycinmycel-E_{16}-Gruppe am besten abschneiden. Auf Grund von Körperanalysen konnte gezeigt werden, daß ein einfacher Vergleich von Endgewichten bzw. Gewichtszunahmen zu falschen Schlußfolgerungen führen kann. Erhebliche Unterschiede in der Wasserretention und Fettproduktion können auftreten.

In der Proteinproduktion ergaben sich nur gesicherte Unterschiede von 2–3 g, bei der Fettproduktion dagegen solche bis zu 15 g. Die endgültigen Aussagen über den Wert der Mycelien als Beifutter im Vergleich zur Agfa-Hefe wurden deshalb auf die Fettproduktion bezogen. Das Endergebnis konnte dahingehend zusammengefaßt werden, daß die Fettproduktion von den beiden Streptomycinmycelien im Vergleich zur Agfa-Hefe günstig beeinflußt wird, während als Futterzusatz das Penicillinmycel für schlechter als die Agfa-Hefe angesehen werden muß.

V. Literaturübersicht

[1] ARMSTRONG, D. G. u. H. H. MITCHELL: Protein nutrition and the utilization of dietary protein of different levels of intake by growing Swine. J. Animal Sci. *14*, 49, 1955.

[2] COLUMBUS, A.: Variabilität der biologischen Eiweißwertigkeit unter verschiedenen Bedingungen nach Stoffwechselversuchen an wachsenden Schweinen. Arch. f. Tierernährung *1*, 38, 1950.

[3] COLUMBUS, A.: Eine Stoffwechselkäfig-Batterie für N-Bilanzversuche an wachsenden Ratten. Arch. f. Tierernährung *1*, 321, 1950.

[4] COLUMBUS, A.: Aufzuchtkäfige für Rattenversuche. Arch. f. Tierernährung *2*, 386—393, 1952.

[5] COLUMBUS, A.: Problematik der Methoden zur Bestimmung der biologischen Eiweißwertigkeit. Wiss. Abhandlung d. DAL zu Berlin V/2, 404, 1953.

[6] COLUMBUS, A.: Stickstoff-Grundumsatz und Methodik der Bestimmung der biologischen Eiweißwertigkeit nach dem N-Bilanzverfahren bei wachsenden Ratten. Arch. f. Tierernährung *4*, Beiheft Festschrift E. Mangold, 51—82, 1954.

[7] FANGAUF, R.: Die Kükenwuchsprüfung als biologische Analyse zur Ermittlung der Wirkung von Futtermitteln und Wirkstoffen. „Der Tierzüchter", Beilage „Futter und Fütterung" *6*, 4, 1952.

[8] GEBHARDT, G.: Untersuchungen über den Einfluß einiger Vitamine auf den endogenen und exogenen Eiweißumsatz an wachsenden Albinoratten. Arch. f. Tierernährung *5*, 70—140, 1955.

[9] LINDER, A.: Planen und Auswerten von Versuchen. Verl. Birkhäuser, Basel-Stuttgart, 1953.
[10] MØLLGAARD, H.: Analyse des Wachstums mittels Differentialgleichungen der Partialprozesse des synthetischen Stoffwechsels. Zeitschr. f. Tierernährung und Futtermittelkunde *10,* 1—64, 1955.
[11] NEHRING, K. u. E. HAESLER: Untersuchungen über die biologische Wertigkeit von Eiweißfutterstoffen. I. Mittlg. Die Bestimmung der biologischen Wertigkeit und der Ergänzungswirkung von Eiweißfutterstoffen durch Versuche an wachsenden Ratten. Arch. f. Tierernährung, Beiheft *5,* 110, 1954.
[12] TRAUTMANN, A. und H. HILL: Vitamin B_{12}, Animal-Protein-Faktor und Antibiotica als Wachstumsfaktoren, mit Versuchen an Schweinen. Arcn. f. Tierernährung *2,* 199, 1952.
[13] WETTERAU, H.: Stickstoffgrundumsatz und biologische Eiweißwertigkeit bei wachsendem Geflügel. Kühn-Arch. *68,* 202—255, 1954.
[14] WUSSOW, W., J. H. WENIGER u. K. FUNK: Beitrag zur Verfütterung von Streptomycin- und Penicillinmycel an wachsende Schweine. Beiheft zum Arch. f. Tierernährung *5,* Festschrift A. Scheunert, 223—233, 1954.
[15] ZAUSCH, M.: Der Einfluß verschiedenartiger Mineralstoffgaben auf den endogenen und exogenen Stickstoffstoffwechsel nach Versuchen an Albinoratten und Schweinen. Kühn-Arch. *68,* 141—201, 1954.
[16] ZINK, A.: Folsäure, ihre Antagonisten, B_{12} und Animal-Protein-Faktor und ihre Bedeutung für den tierischen und menschlichen Organismus. Int. Zschr. f. Vitaminforschung *23,* 471—483, 1952.

Eingegangen am 1. 2. 56

Aus dem Institut für Tierernährung der Martin-Luther-Universität
Halle-Wittenberg: Prof. Dr. A. COLUMBUS)

A. COLUMBUS / F. STRUSS / M. ZAUSCH

Ein Doppelkammersystem für langdauernde Respirationsversuche an Albino-Ratten

Gesamtstoffwechseluntersuchungen an Albino-Ratten gelangen auf Grund der relativ geringen Aufwandserfordernisse für Serienversuche und wegen der besonderen Eignung dieser Versuchstiere in zahlreichen Laboratorien zur Durchführung. In der Regel werden diese Versuche nach dem geschlossenen System durchgeführt, wobei für eine Absorption der entstandenen CO_2-Menge sowie für die Ergänzung des O_2-Defizits Sorge getragen wird. SCHOCH[7] beschreibt einen derartigen von KLEIBER konstruierten Respirationsapparat, der neben der Respirationskammer als wesentlichste Teile einen Behälter für Lauge zur CO_2-Absorption und mehrere Sauerstoffbüretten umfaßt. Da je nach der Größe der CO_2-Ausscheidung und des O_2-Defizits die Lauge ausgewechselt bzw. die Büretten gefüllt werden mußten, wurden nur 7—10-stündige Versuche durchgeführt, die auf 24 Stunden umgerechnet wurden. Diese Zeitspanne wurde auch von anderen Versuchsanstellern nicht wesentlich überschritten; denn eine Öffnung des Käfigs zwecks Verabfolgung neuen Versuchsfutters und Entfernung der Exkremente führt zwangsläufig zu einer Unterbrechung des Respirationsversuches.

BENEDICT[1] führte 2-stündige Respirationsversuche an Albino-Ratten durch. Der Tierkäfig befand sich dabei in einem backtrogartigen Glasbehälter (bakingdish), welcher zur Abdichtung in eine mit Wasser versetzte Schale gestülpt war.

Für 3-stündige Grundumsatzbestimmungen an Ratten verwendeten KAUFMANN, MÜLLER und STEUBER[5] den Pettenkofer-Tigerstedt-Apparat, wobei als Respirationskammer eine 2 l fassende, weithalsige Flasche diente. Auch der von JUNKMANN[4] vorgeschlagene Gaswechselapparat ist nur für kurzfristige Untersuchungen vorgesehen.

Da die Stoffwechselintensität insbesondere bei kleineren Tieren außerordentlich starke tageszeitliche Schwankungen aufweist, besteht bei kurzfristigen Versuchen die Gefahr, daß nur ein zufälliger Abschnitt des Stoffwechselablaufes erfaßt wird. Diese Tatsache veranlaßte HOHLS[3] zur Aufstellung von Korrekturfaktoren, die unter Zugrundelegung der Daten von ganztägigen Gasstoffwechseluntersuchungen an wachsenden Küken eine Berechnung der Tagesumsätze aus kurzfristigen Untersuchungen gestatten. Einen Anhaltspunkt zur diesbezüglichen Beurteilung seiner Rattenversuche verschaffte sich BENEDICT[1]

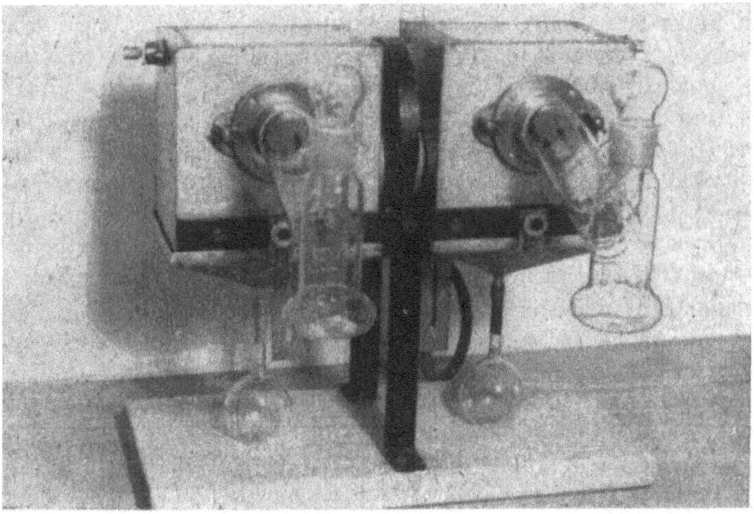

Abb. 1. Respirationsdoppelkammer; Vorderansicht

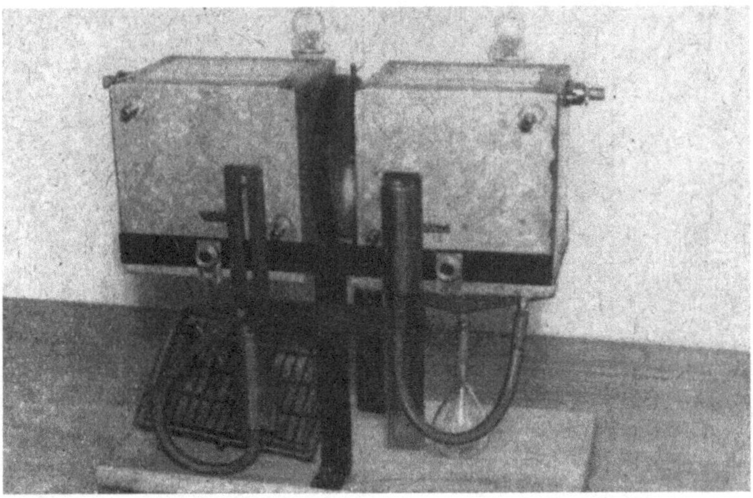

Abb. 2 Respirationsdoppelkammer; rechter Käfigunterteil abgenommen

durch die Registrierung der Tierbewegungen, während SCHOCH[7] die tageszeitlichen Schwankungen durch konstante Versuchsbedingungen auszuschalten versuchte. Insbesondere lag ihm daran, die nokturnalen Ratten durch konstante

Lichtverhältnisse umzustimmen. Von größter Bedeutung ist in diesem Zusammenhang die Häufigkeit der Versuchswiederholung, was aber notwendigerweise versuchstechnisch und analytisch einen zusätzlichen Aufwand bedingt.

Bei Durchführung langfristiger Respirationsversuche entfallen diese Schwierigkeiten, außerdem wird zugleich eine kontinuierliche Erfassung solcher Stoffwechselvorgänge, die sich in ihrer Auswirkung über längere Zeitabschnitte erstrecken, möglich. Voraussetzung für langdauernde Versuche ist eine ununterbrochene und fehlerfreie Atemluft-Probenahme bei gleichzeitiger Betreuung des Versuchstieres. Daher erschien die Neukonstruktion eines Respirationskäfigs für Albino-Ratten nach einem Doppelkammersystem angebracht (siehe Abb. 1 u. 2). Das Doppelkammersystem muß mit einer Luftführung versehen werden, die eine vollkommen gleiche Gaszusammensetzung in beiden Kammern garantiert. Das Prinzip wurde von STRUSS [8] bereits beschrieben.

Der neue Respirationsdoppelkäfig, gebaut vom Institutsfeinmechaniker H. FINGAS, ist in Abb. 3 im Aufriß und in der Schnittlinie AB im Seitenriß wiedergegeben. Die Einzelkammern entsprechen in ihren wesentlichsten Bestandteilen dem Rattenstoffwechselkäfigsystem von COLUMBUS [2]. Dieser Käfigtyp ermöglicht eine gute Futteraufnahme unter Ausschaltung wesentlicher Zerstreuungsmöglichkeiten und gestattet eine einfache und exakte Erfassung der Exkremente. Neben der durch das Wechselkammerprinzip bedingten Doppelanordnung wurden an dem Stoffwechselkäfig, vor allem aus Gründen der Dichtigkeit bzw. Luftführung, einige Veränderungen getroffen, so daß sich folgender Aufbau ergeben hat:

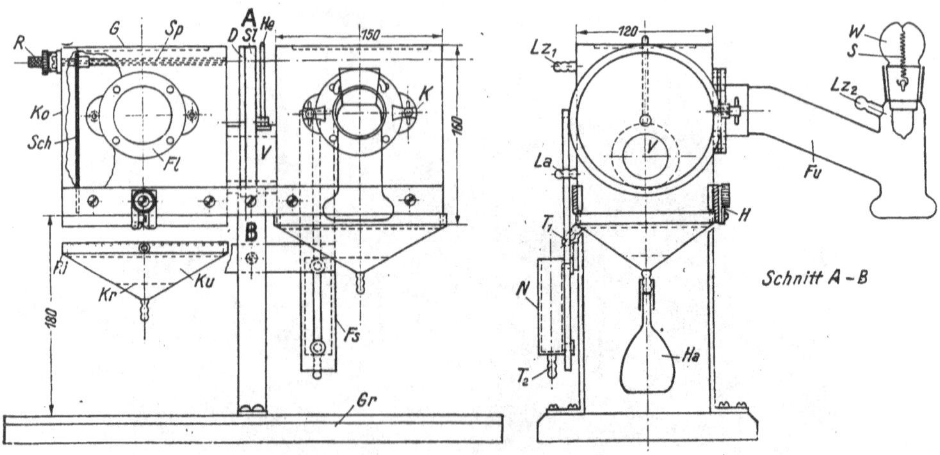

Abb. 3. Aufriß und Seitenriß einer Respirationsdoppelkammer für Albino-Ratten

A-B Schnitt für Seitenriß, D Deckplatte, Fl Flansch, Fs Führungsschiene, Fu Futtergefäß, G Glasscheibe, Gr Grundplatte, H Halterung, Ha Harnflasche, He Hebel, K Knebel, Ko Käfigoberteil, Ku Käfigunterteil, Kr Kotrost, La Luftabfuhr, Lz Luftzufuhr, N Niveaugefäß, R Rändelschraube, Ri Rinne, S Spannfeder, Sch Schubvorrichtung, Sl Scheibenlager, Sp Spindel, Sr Standrost, T Schlauchtülle, V Verbindungsgang, W Wassergefäß

Die Oberteile der Tierkäfige (Ko) sind mittels Flacheisenstreben über einer Grundplatte (Gr) starr befestigt. Die Käfigdeckel sind durch in Zinkblechfalze luftdicht eingekittete Glasscheiben (G) ersetzt worden. Die vier Seitenwände bestehen aus Zinkblech und geben jedem Käfig die Abmaße von 15 cm Länge, 12 cm Breite und 16 cm Höhe. Für kleinere bis mittelgroße Ratten ist dieser Raum ausreichend, um aber den Tieren auch im späteren Entwicklungsstadium die erforderliche Bewegungsfreiheit zu geben, erscheint die Erweiterung des Längenmaßes auf 20 cm zweckmäßig. In der Vorderwand befindet sich die runde Einstiegluke zum Futtergefäß mit einem Durchmesser von 5,3 cm.

Um diese Öffnung ist ein durch eine Gummiunterlage abgedichteter Messingflansch (Fl) gelegt. Da nun das Futtergefäß (Fu) ebenfalls mit einem Flansch versehen ist, läßt es sich mittels zweier Knebel und Halterungen (K) mit dem Flansch des Käfigs fest verbinden. Den luftdichten Abschluß gewährleistet wiederum eine Gummischeibe. Entsprechend dem wechselnden Körpervolumen der Versuchstiere können die Futtergefäße mit einer lichten Weite von 3,5 bis 5,3 cm beliebig ausgewechselt werden. Die Einfüllöffnung des Gefäßes für das Versuchsfutter ist als Normalschliff ausgeführt. Hier wird das ebenfalls mit einem gefetteten Schliff versehene Wassergefäß (W) eingeführt und kann durch eine Spannfeder (S) zusätzlich gesichert werden. Es gestattet den Ratten, durch eine mühelose Kopfwendung das Trinkwasser aus der geraden oder etwas schräg ausgezogenen Kölbchenspitze aufzunehmen. Die in vielfachen Versuchen erprobte und bewährte Form der Futterröhren wurde beibehalten, da sich die von MÜLLER und HÖTZEL [6] in Vorschlag gebrachten Futtergefäße wegen des Schiebers und der Klappvorrichtungen nur schwer luftdicht abschließen lassen und uns eine Beschränkung der Futteraufnahme durch die Schieberregulation auf die Tagesstunden bei den gerade während der Nachtzeit aufnahmefreudigen Ratten unzweckmäßig erschien.

Der viereckige und trichterförmige Käfigunterteil (Ku) enthält den Standrost (Sr) und Kotrost (Kr). Er endet in einer Schlauchtülle, durch welche der anfallende Harn in die luftdicht angeschlossene Harnflasche(Ha) abfließt. DerUnterteil wird durch die an der Vorder- und Rückwand befindlichen Halterungen (H) am Käfigoberteil angehängt und läßt sich nach Öffnung derselben zwecks Sammlung der Exkremente und Reinigung leicht abnehmen. Der obere Bord des Trichters ist als Rinne (Ri) ausgeführt, so daß durch eine Sperrflüssigkeit ein luftdichter Abschluß erfolgen kann. Als Sperrflüssigkeit dient Silikonöl oder Brodièsche Lösung mit sehr geringer CO_2-Absorptionsfähigkeit. Um beim Hantieren mit dem Käfigunterteil ein Verspritzen von Sperrflüssigkeit zu vermeiden, ist eine Rückflußmöglichkeit der Sperrflüssigkeit über die Schlauchtüllen (T_1 u. T_2) in das Niveaugefäß (N), welches an der Führungsschiene (Fs) oberhalb bzw. unterhalb der Rinne eingeklinkt werden kann, vorgesehen. Die Luftführung erfolgt nach dem bereits zitiertem Prinzip [8]. Eine gewisse Vereinfachung der Luftwege ist noch dadurch zu erreichen, daß man mittels Anschlußkoppelung die sogen. Spülluft ebenfalls durch den Leitungsweg der Versuchsluft führt. Jeder Tierkäfig besitzt daher an der Rückwand nur je eine Öff-

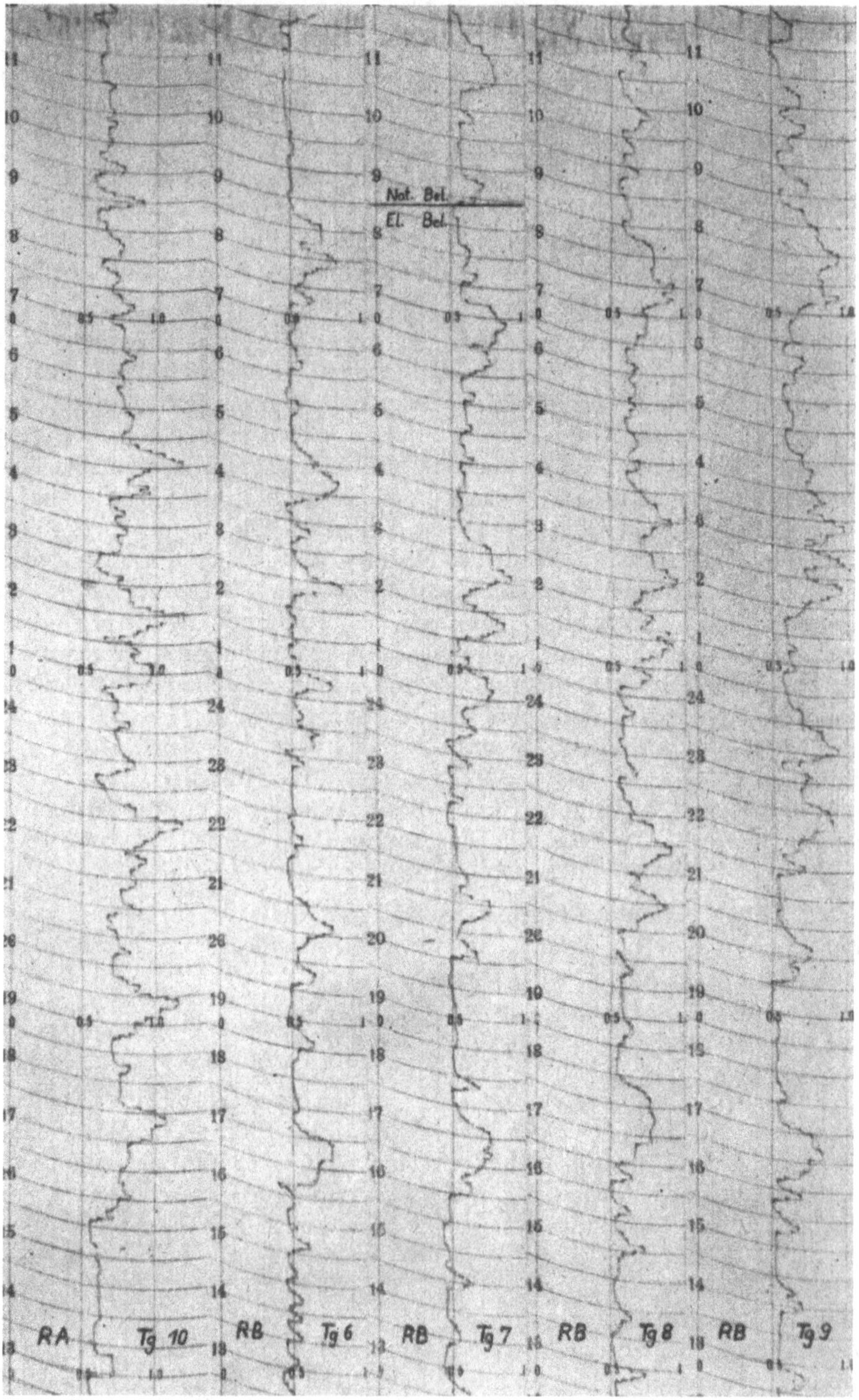

Abb. 4. Diagramme der CO_2-Prozentwerte in Abhängigkeit von der tagszeeitlichen Stoffwechselintensität

nung für Luftzufuhr (Lz_1) und Luftabfuhr (La). Auf Grund der besonderen Form der Futtergefäße erscheint eine zusätzliche Belüftung bzw. Luftspülung der Futtergefäße (Lz_2), sowie der Harnflasche (Ha), deren Belüftungsstutzen in Abb. 3 nicht eingezeichnet ist, erforderlich.

Voraussetzung für das Wechselkäfigprinzip ist es, daß das Tier wunschgemäß den kurzfristig zu öffnenden Verbindungsgang (V) von dem einen zum andern Käfig passiert. Das beidseitig an den Käfigen luftdicht angepaßte Verbindungsrohr ist mit einem Scheibenlager (Sl) und einer Deckplatte (D) versehen, in denen eine genau eingepaßte und mit Vaseline abgedichtete Metallscheibe zentrisch gelagert ist und mit einem Hebel (He) gedreht werden kann. Diese Scheibe besitzt eine exzentrische Durchbohrung von 4,8 cm Durchmesser, so daß der gleichgroße Verbindungsgang durch eine Drehbewegung am Hebel geöffnet oder geschlossen werden kann. Nach kurzer Anlernzeit passieren die Ratten sehr schnell und willig das Rohrstück. Erforderlichenfalls können die Tiere behutsam zum Wechsel ihrer Behausung aufgefordert werden, indem die Schubvorrichtung (Sch) durch Drehbewegung an der Rändelschraube (R) auf der Spindel (Sp) in Richtung Verbindungsgang bewegt wird.

Die Zweckmäßigkeit und Begründung langfristiger Respirationsversuche bei Kleintieren soll durch einige Meßdaten aus vorläufigen Respirationsversuchen an Albino-Ratten dargelegt werden. Hier soll lediglich an Hand einiger Diagramme gezeigt werden, mit welchen spontanen Schwankungen und größeren Intervallen im Stoffwechselablauf der Albino-Ratten gerechnet werden muß, und daß sich unter diesen Gegebenheiten ein langdauerndes Respirationsverfahren sehr wohl empfiehlt. Die CO_2-Prozentwerte wurden mit einem CO_2-Meßgerät, wie es zur Rauchgasanalyse in der Industrie gebräuchlich ist, gegewonnen, und die gefundenen Daten haben daher informatorischen Charakter. Das Gerät hat eine Saugleistung von 40 l/Std. Da es nur in Zeitabständen von 3 Minuten arbeitet, werden die kleineren oder größeren CO_2-Schwankungen vom Schreibgerät intermittiert erfaßt, während eigentlich im sukzessiven CO_2-Anstieg und CO_2-Abfall Kurvenlinien verzeichnet werden müßten.

Die durchgeführten Rattenversuche dauerten jeweils 13 bis 17 Tage. Der Käfigwechsel erfolgte täglich um 8,00 und 16,00 Uhr, wobei sogleich die Reinigung und Futterneubeschickung der verlassenen Kammer vorgenommen wurde. Neben Trinkwasser erhielten die Tiere ein Futtergemisch aus Maisschrot, Weizenschrot, Hafermehl, Hefe, Casein, Erdnußschrot und einen Mineralstoffzusatz. Die Ratten zeigten während der Gesamtzeit bestes Wohlbefinden.

Ratte A wurde 17 Tage lang im Doppelkäfig gehalten. Sie hatte ein Gewicht von 120 g und verzehrte täglich rd. 12 g des Futtergemisches. Die Kurve RA Tg_{10} (Abb. 4) ist eine 24-stündige Wiedergabe (von 12,00 bis 12,00 Uhr) der CO_2-Abgabemenge des 10. Versuchstages. Andere Tageskurven zeigen einen weitgehend ähnlichen Verlauf. Die CO_2-Ausscheidung während des Schlafes oder bei Körperruhe lag bei 0,55%. Dieser Wert herrschte während der Tagesstunden, von kurzfristigen Unterbrechungen abgesehen, vor. Zur Futterzeit um 16,00 Uhr wurde die Ratte mobil und erreichte gegen 17,00 Uhr einen ersten Maximalausscheidungswert von mehr als 1% CO_2. Weitere Höchstausscheidungen wurden nach 19,00, nach 22,00, gegen 2,00 und nach 4,00 Uhr verzeichnet. Aus dem sehr wechselhaften Verlauf der Kurve während der Nachtstunden darf wohl auf eine hohe Bewegungsintensität geschlossen werden, während nachts Ruhewerte kaum verzeichnet worden sind. Mit Tagesanbruch fällt die Kurve langsam, zeigt nach der Morgenfütterung nach 8,00 Uhr einige Ausbrüche und klingt dann am Spätvormittag zum Ruhewert ab.

Nachdem wir diesen nokturnalen Lebenszyklus bei einer Reihe weiterer Tiere bestätigt fanden, war es für uns von Interesse, inwieweit die von SCHOCH [7] vorgeschlagene Gleichgestaltung der Lichtverhältnisse zu einem ebensolchen gleichmäßigen Stoffwechselablauf führt. Ratte B im Gewicht von 90 g wurde bei einem durchschnittlichen Tagesfutterverzehr von 10 g 14 Tage lang in der Doppelkammer gehalten. Während der ersten 7 Tage war der Versuchsraum völlig verdunkelt, und die elektrische Raumbeleuchtung war gleichermaßen Tag und Nacht eingeschaltet. Die restliche Zeit über herrschten die natürlichen Lichtverhältnisse mit der herbstbedingten Dämmerungszeit.

Abbildung 4 gibt mit den Diagrammen RB Tg 6 bis Tg 9 einen Überblick der CO_2-Ausscheidung vom 6. bis 9. Versuchstag. Der Übergang von der elektrischen zur natürlichen Beleuchtung erfolgte kurz vor Ende des 7. Versuchstages. Mehr oder weniger stark ausgeprägt, aber in jedem Falle vorhanden, sind die bereits bei Ratte A festgestellten CO_2-Höchstwerte zu den Fütterungszeiten (nach 8,00 und 16,00 Uhr). Augenfällig ist aber, daß sich die Ratte an den Tagen mit künstlicher Beleuchtung wesentlich ruhiger verhalten hat als an denjenigen mit natürlicher, was besonders schön durch die CO_2-Werte während der Tageszeiten von 9,00 bis 16,00 Uhr zum Ausdruck kommt. Die künstliche Beleuchtung hat jedoch der Lebensrhythmus nicht auszugleichen vermocht; denn die CO_2-Kulminationen liegen charakteristischerweise wiederum zwischen 20,00 und 4,00 Uhr nachts.

Bei der Durchführung langdauernder Respirationsversuche erübrigen sich derartige Betrachtungen sowie die Berücksichtigung der tageszeitlichen Schwankungen der Stoffwechselintensität.

Zusammenfassung

Es wurde eine Versuchsdoppelkammer für Albino-Ratten entwickelt, welche langdauernde Respirationsversuche nach dem offenen System durchzuführen gestattet. An Hand einiger CO_2-Diagramme wird auf tageszeitlich bedingte Schwankungen im Stoffwechselablauf eingegangen.

Literatur

[1] BENEDICT, F. G.: A multiple-chamber respiration apparatus for rats and other small animals. The Journal of Nutrition *3*, 161-176, 1930.

[2] COLUMBUS, A.: Eine Stoffwechselkäfig-Batterie für N-Bilanz-Versuche an wachsenden Ratten. Archiv für Tierernährung *1*, 321-328, 1951.

[3] HOHLS, H.: Messungen der Respirationsquotienten an ausgewachsenen und wachsenden Hühnern. Archiv für Geflügelkunde *18*, 144-165, 1954.

[4] JUNKMANN, K.: Abderhaldens Handbuch der biol. Arbeitsmethoden, Abt. IV, Teil 13, 751, 1937.

[5] KAUFMANN, C., MÜLLER, C. u. M. STEUBER: Untersuchungen über den Einfluß von Ovarialextrakten auf den Grundumsatz. Archiv für Gynäkologie *150*, 430-445, 1932.

[6] MÜLLER, R. u. D. HÖTZEL: Ein Vorschlag zur Verbesserung der Fütterungsvorrichtung an Stoffwechselkäfigen für Ratten. Archiv für Tierernährung *5*, 65-69, 1955.

[7] SCHOCH, W.: Gesamtstoffwechselversuche an Ratten, unter besonderer Berücksichtigung des Einflusses von Vitamin D. Tierernährung *7*, 382-443, 1935.

[8] STRUSS, F.: Neuartiges Prinzip der Luftführung für langdauernde Respirationsversuche. Archiv für Tierernährung *4*, 76-78, 1954.

Eingegangen am 13. 12. 55

Aus dem Institut für Tierernährungslehre der Landw. Hochschule Stuttgart-Hohenheim
(Direktor: Prof. Dr. Dr. W. WÖHLBIER)

M. KIRCHGESSNER

Vergleichende Untersuchungen zwischen dem Stärkewert und den verschiedenen amerikanischen Futtereinheiten

Im Rahmen der Schaffung einer europäischen Futtereinheit ist sehr eingehend nicht nur über die Geschichte, sondern auch über die Bedeutung und das Für und Wider der einzelnen Nährwertmessungen gesprochen [37] und geschrieben [34] worden. Von den führenden europäischen Tierphysiologen wird jedoch schon stets als Grundlage einer europäischen Futtereinheit die Nettoenergie bei der Fettproduktion ausgewachsener Wiederkäuer, fußend auf den genialen Forschungen Oskar KELLNERs, angesehen. Um so überraschender muß es uns erscheinen, daß in den Vereinigten Staaten ganz anders verlaufende Tendenzen vorliegen. Die nachfolgenden vergleichenden Untersuchungen zwischen jeweils zwei Futtereinheiten sollen die Gründe dieser Entwicklungen aufzeigen und die Größe der Abweichungen der verschiedenen Futtereinheiten vom Stärkewert herausstellen. Beide Tatsachen können für uns von größter Wichtigkeit sein. Gestatten sie doch, diese Entwicklung zu verstehen und für uns nutzbar zu machen, oder als eine für europäische Verhältnisse unwesentliche abzutun.

Nettoenergie nach ARMSBY

KLEIBER und Mitarbeiter vergleichen in einer ihrer Arbeiten [21], wieviel kg Mais benötigt werden, um 100 kg Weizen in einer Futterration zu ersetzen. Sie fanden, daß es nach dem StW = 86 kg, nach dem TDN = 99 kg, nach der skand. Futtereinheit = 96 kg und nach der Nettoenergie von ARMSBY 107 kg Mais wären, die denselben Futterwert wie 100 kg Weizen aufweisen. Abgesehen davon, daß die verschiedenen Züchtungen dieser Körner in den einzelnen Kontinenten Verschiebungen dieses Bildes im Vergleich untereinander hervorrufen können (beim TDN wären es nur 94,6 kg Mais, wenn man von denselben verd. Nährstoffen wie für den StW ausgeht), so fällt doch die große Abweichung bei ARMBYs Nettoenergie ins Auge.

Vergleicht man die Nettoenergie nach ARMSBY (= x) und den Stärkewert (= y) auf Grund der sich zwischen beiden ergebenden Regression, so ergibt sich $y = 1.1x - 23.7$, mit einem Korrelationskoeffizienten $r = 0{,}95$. Dies ist an und für sich eine gute Übereinstimmung. Die eingangs erwähnten Differenzen und Abweichungen müssen deshalb sich auf wenige Futtermittel beschränken.
Was sind nun die Gründe für diese einzelnen großen Abweichungen der Werte von ARMSBY? ARMSBY glaubte [2, 3, 4, 6],

1. daß die Thermische Energie der Futtermittel eine lineare Funktion zu der gefütterten Menge darstelle, er also über und unter dem Erhaltungsbedarf stets gleich viel Nettoenergie je kg Futtermittel erhalte, obwohl er zu Beginn seiner Versuche (– 1905, siehe [1]) noch von der einzig richtigen

Methode, die Durchführung von Differenzenversuchen *über* dem Ernährungsgleichgewicht vorzunehmen, überzeugt war;

2. sowohl mit wachsenden als auch mit ausgewachsenen Tieren arbeiten zu können (Alter der Versuchstiere 9 – 60 Monate [4]).

MITCHELL [28] ist jedoch dagegen der Meinung, daß die großen Schwankungen im System nach ARMSBY aus den Korrektionen für Stehen und Liegen resultieren.

Bei der Aufstellung seines Systems ging ARMSBY zumeist so vor, daß er alle verwandten Stoffe zusammenstellte, so die Körnerfrüchte, Heuarten usw. Dann ermittelte er die durchschnittliche Umsetzbare Energie je kg verd. organ. Masse in einigen dieser Stoffe, desgl. die je kg Trock. Subst. erhaltene Therm. Energie. Diese hiermit erhaltenen Werte nahm er nun zu Hilfe, um die Nettoenergie zu errechnen, die er in Therm (1 Therm = 1000 kcal) je 100 lb Futtermittel ausdrückte.

Eine direkte Übernahme der Therm. Energie aus Versuchen mit einem einzelnen Futtermittel – sei es seiner eigenen Versuche oder gar derer von KELLNER [4, 5] – muß dann zu solch aufgezeigten einzelnen größeren Abweichungen im Vergleich zum StW führen.

Es dürfte einleuchtend sein, daß ein derartiges System scheitern mußte und nie Eingang in den USA finden konnte. Die oft geforderte Heranziehung der Nettoenergiemessungen von ARMSBY zur Kontrolle des StW [8] dürfte aus den oben genannten Gründen illusorisch sein.

Nahrungsniveau und Wärmeproduktion

Wohl die größten und am besten fundierten Angriffe gegen Nettoenergiemessungen erfolgten von amerikanischer Seite aus durch die Versuche von FORBES und seiner Mitarbeiter [12, 13, 14, 15], MITCHELL und HAMILTON [27] an Ochsen, daß mit zunehmender Nahrungsmenge die Thermische Energie je kg Futtermittel ansteige, die Nettoenergie sinke. Ebenso wird von WIEGNER [39] und BRODY [9, 10] angenommen, daß die Therm. Energie je kg Futtermittel vom Hunger bis zur größtmöglichen Futtergabe sich stets vergrößert. Die errechneten Gleichungen sind von derselben Art wie Mitscherlichs Formel für das Gesetz des abnehmenden Ertragszuwachses. Die nach Brody [10] aufgestellte Gleichung für die Untersuchungen von MITCHELL würde dann also lauten:

$$Q_n = 35{,}75\,(1 - e^{-0{,}018\,Q_g})$$

d.h. das theoretische Maximum an Nettoenergieeinnahme ist 35,75 Tausend kcal. Die Nettoenergie, Q_n steigt mit der Einnahme der Bruttoenergie, Q_g, und zwar für je 1000 kcal Bruttoenergie wird der Nettoenergiezuwachs um 1,8% kleiner.

Berücksichtigt man diese Ergebnisse bei KELLNERS Einzelnährstoffversuchen, so ergeben sich sehr unwesentliche Veränderungen.

Weiterhin sind uns aber zahlreiche Untersuchungen bekannt, die innerhalb eines bestimmten Intervalls keinen Einfluß auf die Wärmeproduktion feststellen (s. RUBNER, KELLNER und MÖLLGAARD). Außerdem berechneten MÖLLGAARD [31] wie auch BREIREM [7] die Versuche von FORBES und MITCHELL als Differenzversuche und fanden nun, daß „diese Versuche keinen Beweis einer Verminderung der Nettoenergie mit steigenden Futtermengen enthalten". Dies darf uns jedoch keineswegs darüber hinwegtäuschen, daß neue Versuche uzw. an Einzelnährstoffen zu diesem Fragenkomplex nötig sind. Die von MC CLYMONT [23] gefundene erhöhte Wärmeproduktion bei einem Überangebot an kurzen Fettsäuren im Blut kann durch größere Mengen an Kohlehydraten in der Nahrung bedingt sein, die zum größten Teil als kurze Fettsäuren, insbesondere Essigsäure, in das Blut aus dem Darmtraktus aufgenommen werden [11, 24, 36].

Relative Nettoenergieermittlungen

Ähnlich der alten skand. Futtereinheit, wo der unbekannte Nährwert von Gerste gleich 1 gesetzt und in praktischen Fütterungsversuchen geprüft wird, welche Menge eines Futtermittels dieses 1 kg Gerste ersetzen kann, versuchte FRAPS [16], ein auf Mais als Ausgangsbasis aufgebautes System zu erstellen (production coefficients of feed). MORRISONS „Estimated Netenergy"*) [32] nimmt als Vergleichsbasis Getreide, d. h. wieviel kg eines Futtermittels denselben Gewichtszuwachs wie 1 kg Getreidemischung erzielt. In Abb. 1 sind bei 50 Proben die E. N. dem StW der betreffenden Futtermittel, ausgehend von demselben Nährstoffgehalt und Verdaulichkeit, gegenübergestellt.

Die Gleichung der Geraden, die den 50 errechneten Punkten am nächsten kommt, ist $y = 1{,}02\,x - 0{,}7$ ($x =$ StW., $y =$ E. N.) bei einem Korrelationskoeffizient von $r = 0{,}99$, was die gute Übereinstimmung dieser Gruppenversuche mit dem errechneten StW nur unterstreicht. Die Standardabweichung zwischen den beiden Reihen beträgt $\pm$ 13,1% der angegebenen Estimated Netenergy. Dabei ist aber zu überlegen, daß beim Gruppenversuch die Streuung eines ermittelten Gewichtszuwachses, die durch eine stärkere oder schwächere Wassereinlagerung und andere Faktoren verursacht wird, nur dann klein gehalten werden kann, wenn zur Ermittlung des Durchschnittswertes stets mit einer ganzen Gruppe von Tieren in einem 6-monatigen Versuch gearbeitet wird. Die Bestimmung einer solchen Gesamtwirkung zeigt sich also als ein recht umständliches und zeitraubendes Verfahren.

Des weiteren kommt hinzu, daß das mit der jeweiligen Basis zu vergleichende Futtermittel ein anderes Eiweißverhältnis haben und so die Untersuchung wesentlich stören kann. KLEIBER [20, 21] führte nun eine große Anzahl von Respirationsversuchen durch, um zu klären, ob die in Gruppenversuchen ermittelte skand. Futtereinheit berechtigt ist. Um Futtermittel verschiedener Proteingehalte vergleichen zu können, wählte er statt Gerste ein Glucose-Caseingemisch, das er jeweils auch in der Grundration für das gewünschte Proteinverhältnis wechseln konnte. Der Variationskoeffizient von Glucose betrug $\pm 29\%$, von Casein $\pm 24\%$ der Nettoenergie, und da die maximalste Gewichtsabweichung an KELLNERS Versuchen nur $\pm$ 11% sei, soll dies zeigen, daß dieser 6-monatige Gruppenversuch dem Paarversuch von 3 Wochen im Respirationsversuch überlegen ist. Mit gleichem Recht könnte man auch sagen, daß die Summierung der im Gruppenversuch möglichen Abweichungen verglichen mit der an den KELLNERschen Ver-

*) = geschätzte Nettoenergie.

suchen ermittelten, die Überlegenheit des Stärkewertes zeigt. KLEIBER selbst berichtet aber, daß diese Vergleichsbasis (Glucose-Casein) Milchleistung, Kör-

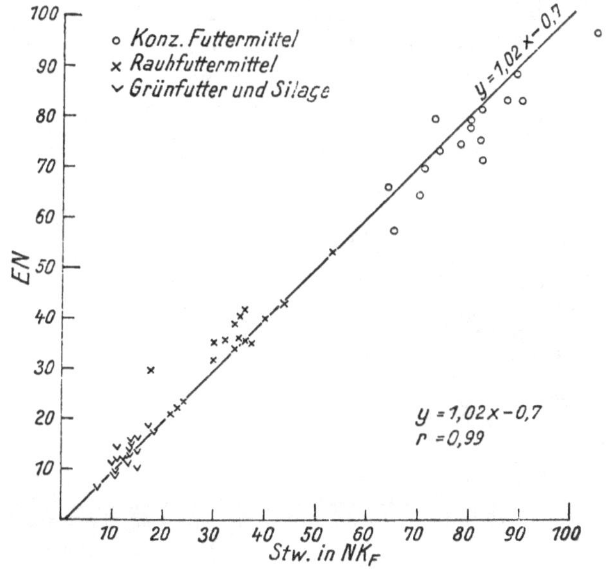

Abb. 1: Estim. Netenergy: Stw. (in NK_F je 100 Lb)

pergewicht und Appetit drossele. Wir können deshalb annehmen, daß dies größtenteils die Gründe für die großen Schwankungen sind.

Die amerikanische Futtereinheit

Der sogenannte WOLFF'sche Standard (1864) drückte zum ersten Male die Nährstoffe auf Grund ihrer verdaulichen Teile aus. Er wurde bald darauf auch in USA von JOHNSEN und ATWATER veröffentlicht und lebt heute noch im heutigen amerikanischen total digestible nutrients = TDN fort und entspricht unserem „Gesamtnährstoff" nach LEHMANN. Er stellt genau so einen Ausdruck für die Fettbildung dar, aber ausgehend von der Umsetzbaren Energie. FORBES und seine Mitarbeiter ermittelten in 77 Respirationsversuchen 1 kg TDN = 3555 kcal Umsetzbare Energie, eine Zahl, die sich auch mit Kellners Versuchen deckt. Der Unterschied gegenüber dem Stärkewert liegt also vor allem darin, daß bei letzterem versucht wird, die spezielle Therm. Energie eines Futtermittels in Abzug zu bringen.

In Abb. 2 wurde der Nahrungsbedarf ausgedrückt in TDN als Funktion des StW aufgetragen*. Dabei ergab sich für die Milchleistung y = 1.26 x und für die Rindviehmast y = 1,4 x (y = TDN und x = StW). Des weiteren wurde in Abb. 2 für 56 Futtermittel der TDN und der aus den gleichen Rohnährstoffen und Verdaulichkeitswerten errechnete StW gegenübergestellt.

Je näher einzelne Futtermittel diesen Regressionen liegen, um so besser muß die Übereinstimmung sein. Die Standardabweichung (bei 56 Proben) gegenüber der Geraden für die Milchleistung ist gleich ±21,6% des angegebenen TDN-

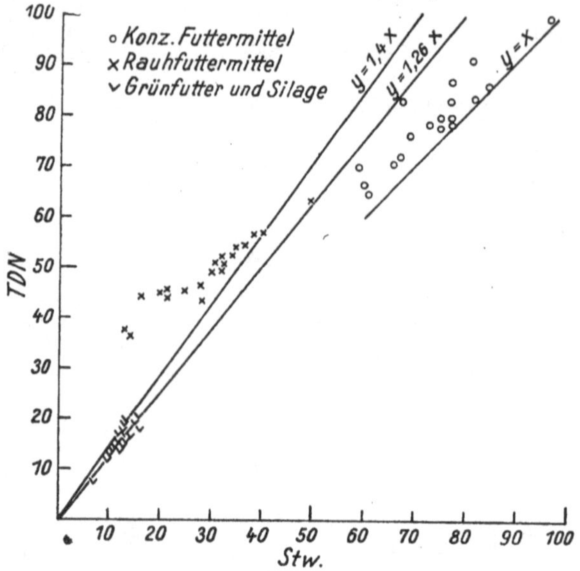

Abb. 2: TDN u. Stw.

Wertes und ±24,0% gegenüber der Geraden für die Mast. Eine Überwertung des TDN zeigt sich bei den Rauhfuttermitteln (14 Proben – ohne Stroh) in einer Standardabweichung von ±10,9% bzw. ±19,3%, bei rohfaserreichen Futtermitteln wie Stroh sind es sogar ±41,6% bzw. ±47,2% des gesamten angegebenen TDN-Wertes, während Grünfutter und Silage (18 Proben) mit einem mittleren Fehler von ± 14,2% bzw. 7,1% bessere Vergleiche zulassen. Die Unterbewertung der konzentrierten Futtermittel (18 Proben) für Wiederkäuer äußert sich in einer ± 31,9% bzw. ± 19,3%igen Standardabweichung.

Für die Schweinefütterung entspricht jedoch im Durchschnitt $y = x$ im Nahrungsbedarf. Die Standardabweichung von ± 8,5% des TDN-Wertes zeigt, daß die Benützung des TDN oder auch „Gesamtnährstoffs" für die Schweinefütterung im Vergleich zum StW ebenso zu durchaus guten Ergebnissen führt.

Der TDN hat nun in der amerikanischen praktischen Landwirtschaft eine sehr große Verbreitung gefunden, so daß ein Übergang zu einer anderen Futtereinheit sehr schwer, wenn überhaupt je möglich ist. Eine wesentliche Vereinfachung der TDN-Bestimmung würde die von LOFGREEN [22], RAYMOND [35] und SWIFT und FRENCH [38], vorgeschlagene Bestimmung der Energie im Futter und Kot in der Berthelot'schen Bombe sein.

*) Für die StW-Angaben wurden die Bedarfsangaben nach WÖHLBIER [40] und für den TDN die von MORRISON [33] benutzt. Unterschiede bei der Körpergewichtsangabe für den Erhaltungsbedarf wurden nach KLEIBERS [19] $^3/_4$ Potenz des Körpergewichts umgerechnet.

Sinkender Stärkewert in der Fütterung, steigende Leistung?

Zahlreiche Versuche sind in der Literatur bekannt, die bei Fütterungsversuchen mit weniger Stärkewert im Futter einen Anstieg in der Leistung beobachteten[25, 26]. HUFFMANN und DUNCAN[17, 18] ersetzten einen Teil einer Heuration durch Mais und Erdnußhülsen und beobachteten nun einen Anstieg in der Milchleistung, trotzdem in der Mais-Erdnußhülsen-Heuration weniger Stärkewerte waren. Da aber gleichzeitig der TDN-Wert anstieg, zieht man den etwas voreiligen Schluß, daß der TDN eben eine bedeutend bessere Nährwertmessung als der StW darstelle.

Für die Berechnung des StW wurde von HUFFMANN und DUNCAN folgende Formel angewandt: StW = TDN – Rohfaser × 0,58. (Besser wäre: StW = 0,97 TDN + 10,6, bei einem Korrelationskoeffizient r = 0,95). Es ist natürlich klar, daß ein derartiges Vorgehen eine Reihe von Fehlern in sich birgt. Wenn auch eine neue Berechnung dieser Versuche die aufgezeigte Differenz nicht aufheben kann, so wird sie jedoch wesentlich zugunsten des StW verbessert. Worauf beruht nun aber diese Differenz? Im ersten Versuch wurde ein einzelnes Futtermittel geprüft. Im zweiten Versuch wurden zwei weitere Futtermittel zugelegt. Damit erhielten sie eine korrelative Futterausnützung. Schon 1929 schrieb MÖLLGAARD: „In allen Fällen, wo korrelative Ausnutzung vorherrscht, ist eine eindeutige Definition des Nährwertes nicht für die einzelnen Futtermittel, sondern nur für eine gewisse Mischung mit bestimmten gegenseitigen Nahrungsstoffverhältnissen möglich."

Wir haben es also hier mit einem Fehler in der Versuchsanstellung zu tun, und daß der TDN zufällig in diesem Beispiel mit ansteigt, hängt von der Überbewertung der rohfaserreichen Futtermittel im TDN-Wert ab, wie wir ja bereits sahen.

Nur auf Grund der aufgezeigten Meinungen ist es zu verstehen, wenn MORRISON[33] über den Stärkewert schreibt, daß er nur noch historisches Interesse und Bedeutung habe. *Aber sollten verbesserte Methoden im Laufe der Jahre auch noch so große Änderungen gebracht haben und noch bringen, sie können nichts an der Tatsache ändern, daß die Ermittlungen der Nettoenergie bei der Fettmast ausgewachsener Ochsen immer noch die beste Nährwertbestimmung und zugleich eine „historisch" geniale Idee von Oskar Kellner ist.*

Zusammenfassung

In vorliegenden Untersuchungen wird ein Vergleich zwischen dem StW und den verschiedenen amerikanischen Futtereinheiten (Nettoenergie nach ARMSBY; Relative Nettoenergieermittlungen und Total Digestible Nutrients = TDN) gezogen. Die Gründe für die zwischen diesen Futterbewertungssystemen vorhandenen Unterschiede werden aufgezeigt. Der StW bzw. die Nettoenergie nach KELLNER gibt nach diesen Untersuchungen immer noch den besten Maßstab für eine Bestimmung des Nährwerts von Futtermitteln.

In the foregoing investigations a comparison by means of regression lines between the starch value and the American units of feed value (Netenergy of ARMSBY, estimated netenergy and total digestible nutrients = TDN) was made. The bases for the differences between these systems of feed values was investigated. The tests applied have demonstrated that the starch value i. e. the netenergy of KELLNER is always the best method to determine the feed value of feeds.

Literaturverzeichnis

1 ARMSBY, H. P. u. J. A. FRIES: US Dept. Agr. Bur. An. Ind Bul. *51*, 1 (1903).
2 ARMSBY, H. P.: Penns. Sta. Coll., Agr. Exp. Sta. Bull. *111*, 1 (1911).
3 ARMSBY, H. P. u. J. A. FRIES: US Dept. Agr. Bur. An. Ind. Bul. *128* (1911).
4 ARMSBY, H. P. u. J. A. FRIES: Journ. Agr. Research *3*, 435 (1915).
5 ARMSBY, H. P. u. J. A. FRIES: The Penn. Sta. Coll., Agr. Exp. Sta. Bul. *142*, 1 (1916).
6 ARMSBY, H. P.: The Nutrition of Farm Animals. New York (1917).
7 BREIREM, K.: Nordisk Jordbrugsforskning 3. A. (1935).
8 BREIREM, K.: in der Festschrift, 100 Jahre Möckern Bd. II, 110 (1954).
9 BRODY, S. u. R. C. PROCTER: Univ. Miss. Agr. Exp. Sta. Res. Bull. *193* (1933).
10 BRODY, S.: Bioenergetics and Growth, New York 1945.
11 ELSDEN, S. R., M. W. HITCHCOCK, R. A. MARSHALL u. A. T. PHILLIPSON: Journ. of Exp. Biology 22, 191 (1946).
12 FORBES, E. B., M. KRISS u. W. W. BRAMAN: Journ. Agr. Res. *37*, 253 (1928).
13 FORBES, E. B., W. W. BRAMAN u. M. KRISS: Journ. Agr. Res. *40*, 37 (1930).
14 FORBES, E. B. u. M. KRISS: Journ. Nutr. *5*, 183 (1932).
15 FORBES, E. B. u. M. KRISS: Tierernährung *4*, 215 (1932).
16 FRAPS, G. S.: Proc. Americ. Soc. Animal Prod. *30*, 20 (1937).
17 HUFFMAN, C. F. u. C. W. DUNCAN: Journ. Dairy Sc. *35*, 30 (1952).
18 HUFFMAN, C. F., C. W. DUNCAN u. C. M. CHANCE: Journ. Dairy Sci. *35*, 41 (1952).
19 KLEIBER, M.: Hilgardia *6*, 315 (1932).
20 KLEIBER, M.: Proc. Am. Soc. An. Prod. *33*, 332 (1940).
21 KLEIBER, M., W. M. REGAN u. S. W. READ: Hilgardia *16*, 511 (1945).
22 LOFGREEN, G. P.: Journ. Animal Sci. *10*, 344 (1951).
23 MC CLYMONT, G. L.: Austr. Journal Scientific Res. B *5*, 374 (1952).
24 MC CLYMONT, G. L.: Austr. Journ. Agr. Res. *2*, 158 (1951).
25 MEIGS, E. B.: Journ. Dairy Sci. *8*, 523 (1925).
26 MEIGS, E. B. u. F. M. GRANT: Americ. Soc. Animal Prod. Proc. 1927, 36 (1927).
27 MITCHELL, H. H. u. T. S. HAMILTON u. a.: Journ. Agr. Res. *45*, 163 (1932).
28 MITCHELL, H. H. s. Kleiber [21].
29 MÖLLGAARD, H.: Fütterungslehre des Milchviehs, Hannover 1929.
30 MÖLLGAARD, H.: Tierernährung *11*, 539 (1939).
31 MÖLLGAARD, H.: in Festschrift, 100 Jahre Möckern Bd. II, 43 (1954).
32 MORRISON, F. B.: Proc. Americ. Soc. Animal Prod. *30*, 20 (1937).
33 MORRISON, F. B.: Feeds and Feeding, Jthaca/New York 21st ed. 1948.
34 NEHRING, K.: Die Bewertung der Futterstoffe und andere Probleme der Tierernährung. Festschrift, 100 Jahre Möckern Bd. II, Berlin 1954.
35 RAYMOND. W. F.: Journ. Brit. Grasland Soc. *6*, 139 (1951).
36 REID, R. L.: Austr. Journ. Agr. Res. *1*, 338 (1950).
37 Studientagung IV der Europäischen Vereinigung für Tierzucht, Luzern September 1954.
38 SWIFT, S. u. C. FRENCH: Energy metabolism and Animal Nutrition. New York 1954.
39 WIEGENER, G. u. A. GHONEIM: Tierernährung *2*, 193 (1930).
40 WÖHLBIER, W.: Einführung in die Fütterungslehre, Stuttgart 1949.

Eingegangen am 21. 2. 56

FSC
www.fsc.org
MIX
Papier | Fördert gute Waldnutzung
FSC® C083411

Zeitfracht Medien GmbH
Ferdinand-Jühlke-Straße 7
99095 Erfurt, Deutschland
produktsicherheit@kolibri360.de